现代著名老中医名著重刊丛书·《第五辑》

小儿诊法要义

何廉臣 著

人民卫生出版社

图书在版编目（CIP）数据

小儿诊法要义/何廉臣著．—北京：人民卫生出版社，2008.1

（现代著名老中医名著重刊丛书　第五辑）

ISBN 978-7-117-09582-2

Ⅰ．小…　Ⅱ．何…　Ⅲ．中医儿科学　Ⅳ．R272

中国版本图书馆 CIP 数据核字（2007）第 186237 号

现代著名老中医名著重刊丛书

第五辑

小儿诊法要义

著　　者： 何廉臣

出版发行： 人民卫生出版社（中继线 010-59780011）

地　　址： 北京市朝阳区潘家园南里 19 号

邮　　编： 100021

E - mail： pmph @ pmph. com

购书热线： 010-59787592　010-59787584　010-65264830

印　　刷： 三河市宏达印刷有限公司

经　　销： 新华书店

开　　本： 850×1168　1/32　　**印张：** 3.5

字　　数： 67 千字

版　　次： 2008 年 1 月第 1 版　　2025 年 5 月第 1 版第 6 次印刷

标准书号： ISBN 978-7-117-09582-2/R・9583

定　　价： 10.00 元

出版说明

自20世纪60年代开始，我社先后组织出版了一批著名老中医经验整理著作，包括医论医话等。半个世纪过去了，这批著作对我国近代中医学术的发展产生了积极的推动作用，整理出版著名老中医经验的重大意义正在日益彰显，这些著名老中医在我国近代中医发展史上占有重要地位。他们当中的代表如秦伯未、施今墨、蒲辅周等著名医家，既熟通旧学，又勤修新知；既提倡继承传统中医，又不排斥西医诊疗技术的应用，在中医学发展过程中起到了承前启后的作用。这批著作均成于他们的垂暮之年，有的甚至撰写于病榻之前，无论是亲自撰述，还是口传身授，或是其弟子整理，都集中反映了他们毕生所学和临床经验之精华，诸位名老中医不吝秘术、广求传播，所秉承的正是力求为民除瘼的一片赤诚之心。诸位先贤治学严谨，厚积薄发，所述医案，辨证明晰，治必效验，不仅具有很强的临床实用性，其中也不乏具有创造性的建树；医话著作则娓娓道来，深入浅出，是学习中医的难得佳作，为近世不可多得的传世之作。

由于原版书出版的时间已久，已很难见到，部分著作甚至已成为学习中医者的收藏珍品，为促进中医临床和中医学术水平的提高，我社决定将一批名医名著编为《现代著名老中医名著重刊丛书》分批出版，以飨读者。

第一辑收录13种名著：

《中医临证备要》　《施今墨临床经验集》

《蒲辅周医案》
《蒲辅周医疗经验》
《岳美中论医集》
《岳美中医案集》
《郭士魁临床经验选集——杂病证治》
《钱伯煊妇科医案》
《朱小南妇科经验选》
《赵心波儿科临床经验选编》
《赵锡武医疗经验》
《朱仁康临床经验集——皮肤外科》
《张赞臣临床经验选编》

第二辑收录14种名著：

《中医入门》
《章太炎医论》
《冉雪峰医案》
《菊人医话》
《赵炳南临床经验集》
《刘奉五妇科经验》
《关幼波临床经验选》
《女科证治》
《从病例谈辨证论治》
《读古医书随笔》
《金寿山医论选集》
《刘寿山正骨经验》
《韦文贵眼科临床经验选》
《陆瘦燕针灸论著医案选》

第三辑收录20种名著：

《内经类证》
《金子久专辑》
《清代名医医案精华》
《陈良夫专辑》
《清代名医医话精华》
《杨志一医论医案集》
《中医对几种急性传染病的辨证论治》
《赵绍琴临证400法》
《潘澄濂医论集》
《叶熙春专辑》
《范文甫专辑》
《临诊一得录》
《妇科知要》
《中医儿科临床浅解》
《伤寒挈要》
《金匮要略简释》
《金匮要略浅述》

《温病纵横》
《临证会要》
《针灸临床经验辑要》

第四辑《方药中论医集》收录6种名著：

《辨证论治研究七讲》
《中医学基本理论通俗讲话》
《黄帝内经素问运气七篇讲解》
《温病条辨讲解》
《医学三字经浅说》
《医学承启集》

第五辑收录19种名著

《现代医案选》
《泊庐医案》
《上海名医医案选粹》
《治验回忆录》
《内科纲要》
《六因条辨》
《马培之外科医案》
《中医外科证治经验》
《金厚如儿科临床经验集》
《小儿诊法要义》
《妇科心得》
《妇科经验良方》
《沈绍九医话》
《著园医话》
《医学特见记》
《验方类编》
《应用验方》
《中国针灸学》
《金针秘传》

这批名著大多数品种原于20世纪60年代前后至80年代初在我社出版，自发行以来一直受到读者的广泛欢迎，其中多数品种的发行量都达到了数十万册，在中医界产生了很大的影响，对提高中医临床水平和中医事业的发展起到了极大的推动作用。

为使读者能够原汁原味地阅读名老中医原著，我们在重刊时采取尽可能保持原书原貌的原则，主要修改了原著中疏漏的少量印制错误，规范了文字用法和体例层次，在版式上则按照现在读者的阅读习惯予以编排。此外，为不影响原书内容的准确性，避免因换算造成的人为错误，部分旧制的药名、病名、医学术语、计量单位、现已淘汰的检测项目与方法等均未改动，保留了原貌。对于犀角、虎骨等现已禁止使用的药品，本次重刊也未予改动，希冀读者在临证时使用相应的代用品。

人民卫生出版社

2007年11月

目录

绪　论

尝览大梁阎季忠序《小儿药证直诀》云：医之为艺诚难矣，而治小儿为尤难。自六岁以下，黄帝不详载其说，始有《颅囟经》，以占寿夭生死之候，则小儿之病，虽黄帝犹难之，其难一也。脉法虽曰七八至为和平，九十至为有病，然小儿脉微难见，医为持脉，又多惊啼而不得其审，其难二也。脉既难凭，必资外证，而其骨气未成，形声未正，悲啼喜笑，变态不常，其难三也。问而知之，医之工也，而小儿多未能言，言亦未足取信，其难四也。脏腑柔弱，易虚易实，易寒易热，又所用多犀珠龙麝，医苟不能明辨，何以已疾？其难五也。种种隐奥，其难固多，余尝致思于此，又目见庸医妄施方药，而杀之者十常四五，良可哀也！余谓治小儿固难，治乳子为最难。盖以治病之难，难在识症。识症之难，难在诊断。爰将历代儿科名家诊断法，一一以证明之。宋儿科大家钱仲阳，首重面上证候，其次目内证候，又次小儿脉法，此钱氏注意望切两端，色脉合参之诊断术也。明婴科名家薛良武，注意三部五诊，三部者，面上形色，虎口指纹，寸口一指之脉；五诊者，上按额前，下按太冲，并前三部，此薛氏亦注重色脉合参，较钱氏明备之诊断术也。清婴科名家夏禹铸，注重以望为主，问继之，闻则次，切则无凭，间亦摹看指纹，了无征验，此夏氏独重面色苗窍，不信指纹之诊断术也。清儿科专家张筱衫，注重觇神气、审形色、诊面、察眼、察耳、察唇口、察齿、察鼻准、验舌苔、诊指纹、察手足、听声、按胸腹、询溲便、候脉等十五种要法，此张氏临病辨证较前三家尤为详备之诊断术也。若西医小儿诊断法，分望诊，切脉，检温，头部诊法，口内诊法，胸部诊法，腹部诊法，及既往症诊法，现症诊法，此西医与中医大同小异之诊断术也。合观中西诊法，诊断术之繁难如此。若畏其繁难而放弃之，则不能辨症，焉能治病；不能治病，焉能对症发药。故余不揣冒昧，于诊断术中西并参，敢以四十余年之经验，新纂而条分之。第一章，曰望诊纲要；第二章，曰问诊纲要；第三章，曰闻诊纲要；第四章，曰按诊纲要；第五章，曰检诊纲要；第六章，曰切脉纲要；第七章，曰总括六诊纲要；第八章，曰辨证纲要，约计三十五节。既分章节，更详条目，各著四言韵语，虽义尚简括，已足赅儿科诊断之要。使初学者便于诵习，易于记悟，此余新纂儿科诊断学之苦心也。汉张仲景《金匮要略》曰：上工望而知之，中工问而知之，下工切脉而知之。褚彦道《遗书》曰：博涉知病，多诊识脉，屡用达医。气生氏《医则》曰：诊断为治疗之始，又为治疗之终。横司乌氏曰：善诊断者善治病。明太祖谕徐达曰：更涉世故则智明，久历患难则虑周。吾侪临证诊断时最为然。有志研究儿科学者，尚期三复斯言。

小儿诊法要义

越中老医何廉臣印岩　撰述
男　幼　筱　廉　参校

第一章　望诊纲要

凡看儿病，以望为先，观形察色，一览了然，部位苗窍，分辨始全。

［参］清·夏禹铸曰：凡小儿病有百端，逃不去脏腑气血；症虽多怪，怪不去寒热虚实；病纵难知，瞒不过颜色苗窍；症即难辨，莫忽略青白红黄。面上之颜色苗窍，乃脏腑血气发出来的；颜色之红黄青白，乃寒热虚实献出来的。业医道者，能于此处作功夫，细细详察，临症治病，必先以望面色，审苗窍为主，治无不神。

第一节　观形当诊体格

观形之要，首辨体格，强弱中等，必先鉴别。凡儿寿夭，病势顺逆，临症诊断，容易判决。

［参］西医谓望诊以诊体格为第一，体格之良否，大有关于病之发生，以及日后病之可治不可治者也。医学上分体格为三种，曰强壮，曰虚弱，曰中等。强壮者，骨骼强大，胸廓广阔，筋肉坚细而不粗松，皮肤滑润而有光泽，其抵抗疾病之力大，虽罹重病，易于治疗。薄弱者，骨胳纤弱，胸廓狭小，筋肉瘦软，皮肤宽浮，其病虽幸一时治愈，然须防再发。中等者，介于上两体格之中间者也。其外貌有若柔弱，而其对于疾病之抵抗力，亦有强者，不可一概论之。医者或曰病虽重，体格尚强，不为大害；或曰病虽不可谓重大，因体格瘦弱之故，不可不注意者，皆据上三者而言也。万密斋云：小儿寿夭，须观形气，如形实气实者，此禀气有余，为寿相，无病易养；如形虚气虚者，此禀气不足，为夭相，多病难养。其歌括，一曰：头圆背厚腹如垂，目秀眉清鼻准齐，耳角分明口方正，骨坚肉实体丰肥。二曰：腮妍发绀形表端，二便调和里气安，脚健项肥囊紧小，肌肤温润更红鲜。三曰：性静神安状若愚，内含精采与人殊，乐然后笑不多哭，不露英华神气贮。以上三条，皆婴儿素体强壮之寿相也。平素无病，即偶患重病，治法适当，每转重而为轻，多顺少逆。四曰：颅解露缝眼露睛，鼻干唇缩口流津，发稀项软腓腨小，满面纷纷青紫筋。五曰：形憔色悴表虚状，肚大筋浮里虚征，癖疥浸淫多叫哭，见人笑语弄精神。以上二条，皆婴儿素体薄弱之夭相也。平素多病，即偶患轻症，治法虽合，忽转轻而为重，多逆少顺。

第二节 察色当参神气

察色之妙，全在察神。得神者昌，失神者亡。寒则神静，热则神妄，虚则神衰，实则神旺。色见皮外，气含皮中，内光外泽，气色相融，有色无气，不病命倾，有气无色，虽困不凶。

［参］张筱衫曰：神气为一身之主，神清气爽，神完气足，主清吉；神夺气移，神疲气浊，主夭亡。喻嘉言曰：人之五官百骸，赅而存者神居之耳。色者，神之旗也，神旺则色旺，神衰则色衰，神藏则色藏，神露则色露。故凡失睡之儿，神有饥色；丧亡之子，神有呆色，盖气索则神失所养耳。若隐然含于皮肤之内者为气，显然彰于皮肤之表者为色。《内经》谓气至色不至者生，色至气不至者死，以其有气无色，虽病不凶；有色无气，无病亦亡。

第三节 望面部形色

欲察外形，首相其面。面分五色，脏真可辨。肝青心赤，脾脏色黄，肺白肾黑，五脏之常。

［参］面在头之前部，眉目口鼻在焉。察形首相其面者，谓脏腑之精华，皆著于面，或荣或悴，先可占验也。宋《小儿卫生总微论》曰：经言五脏之色皆外荣于面，故死生疾病系焉。其色不深不浅，应常光润者为和平，若色深浓者其脏实，浅淡者其脏虚。总之小儿面部

气色，为十二经总见之处，气血充实，五色显明为新病，证多轻而易治；气血虚弱，五色晦浊为久病，证属重而难治。

甲、面现五色原理

心主发血，血热鲜红，血瘀黯红，血虚淡红。肝主回血，其色淡青，络热青紫，络瘀青黑，甚则黧黑。脾主统血，其性恶湿，浅黄湿热，深黄积热，黯黄瘀热，萎黄虚热。肺主宗气，吸氧吐碳，多吸碳气，色必灰白（面无气色）；少吸氧气，色必㿠白（面无血色）。肾司泌溺，故主滤血，血含浊质，面多泛黑。黑而明润，症犹可治；黑带油光，病多不吉；黑而枯憔，肾阴涸竭，黑而晦黯，肾阳败极。

［参］人体内脏，各含色素，亦犹各种植物花叶中所含色素，均因感受日光，各呈其色彩也。经云：南方生热，其色赤。赤色西人亦云热色。经云：北方生寒，其色黑。黑色西人亦云冷色。再以五脏五色而精研之，肺主气，碳气呼出，氧气吸入，气清且洁，是肺含白素也。心主血，回血退换，新血化生，血鲜且红，是心含赤素也。肝制胆汁，其色绿，是肝含青素也。肾生外膜，其色紫黯，是肾含黑素也。脾居油网之上，脂肪皆其所司，一黯则变为黄矣。经以五色命五脏，具有至理寓乎其中，慎毋谓经旨之凿分脏色，为一无理由也。试述经义以阐发之，《内经》曰：面有青黄赤白黑，以应五脏。生于心，如以缟（素帛也）裹朱；生于肺，如以缟裹红（红谓淡红）；生于肝，如以缟裹绀（青含赤

色）；生于脾，如以缟裹栝楼实（黄含赤色）；生于肾，如以缟裹紫（黑含赤色）。此为无病之色，若病而色见，则以滋润而明亮者吉，枯槁而晦滞者凶。晦滞之色，上行者，病益甚；下行如云散者，病渐已；色散未聚，病亦未聚。女则色见右为逆，左为从，男子反此。

乙、面色断病总诀

先辨外感，风淫所胜，面青流涕；寒淫所胜，面白善嚏；暑淫所胜，面垢齿干；湿淫所胜，面黄色黯；燥淫所胜，嗌干面尘（面色灰败如尘垢也）；火淫所胜，面赤热盛。次论内伤，面色枯黯，新病可治；面脱色夭，久病不治。

总而言之，明显新病，晦浊久病，虽观表面，一望可凭。暴感外邪，不妨滞暗；久病内亏，反忌娇艳。红光润泽，少凶多吉；青黑黯惨，多凶少吉。洁白少神，虚脱宜防；干黄而憔，气液已亡。五色辨症，此为总诀，若欲精详，分辨宜晰。

［参］清·蒋仲芳云：经谓望其五色以知其病，故望色者治人之首要也。《素问》以一色之中而分平病死三等，至《灵枢》又分明脏腑部分，及浮沉浅深夭泽散抟等法，盖以其道之不容忽也。爰为略陈其要，夫五色有光，明亮是也；五色有体，润泽是也。光者无形，为阳，阳主气；体者有象，为阴，阴主血。气血俱亡，其色沉晦枯槁，经所谓如草兹、枳实、炱、衃血、枯骨五者是也。气血尚存，其色光明润泽，经所谓如翠羽、鸡冠、蟹腹、豕骨、乌羽五者是也。此五色虽为可生，终

为一脏之色独亢，亢则害病也，非平也。盖平人五脏既和，其一脏之色，必待其旺而始荣于外。其荣于外也，禀胃气而出于皮毛之间。胃气色黄，皮毛色白，故云如缟裹。如缟裹者，朦胧光泽，虽有形影，犹未灿然。内因气血无乖，五脏无偏胜故也。苟或不然，五脏衰败，其见色也。昔之朦胧者，一变而为独亢；昔之光明者，一变而为沉浊；昔之润泽者，一变而为枯槁；甚至沉浊枯槁，合而为夭。是光体俱无，阴阳气血俱绝，不死又何待哉！观此，则五色之中，首贵内含神气。故前哲于望诊之中，一则曰神色，再则曰气色。神色者，内含光彩；气色者，内蕴精华。此皆阐发表面青黄赤白黑之原理，内容血色素之精义也。无论儿之幼小，病之新久，色有神气则生，色无神气则死，此为望色断诊之总诀。

丙、面色察症要诀

面青者痛，其病在肝；面青肢冷，定是胎寒；面青发搐，多属胎痫，面青吐利，作慢脾看。久咳面青，肝纵乘肺；久泻面青，肝横乘脾。面青浅淡，肝虚本色；面青深浓，肝风病色。面青口噪，脘腹冷痛；面青唇赤，风温瘛疭。太阳承浆、风池气池，各见色青，非惊则痉。青遮日角，惊厥最多；青掩印堂，惊泻沉疴。山根青紫，病多风热；环口青黑，症皆危急。囟赤印青，病机已重；囟印皆青，病势必凶。总而言之，青为厉色，面青目黄，面青目白，面青唇黑，多凶少吉。

[参] 青色属肝，主风主惊，主寒主痛。面唇皆青者，寒极也；青而脱色者，惊恐也。青而黑者多寒痛，

青而白者多虚风（以上皆寒症）。青而赤者为肝火，青赤而晦滞者为郁火（以上皆热症）。总之，青为残贼之色，暴露于面部，症既危急，命亦危险。

黄为脾色，病在胃肠。脾伤面黄，消化不良。面黄光润，痰饮湿热；面黄枯暗，寒湿食积。面黄而肥，胃有痰湿；面黄而瘠，胃有蕴热。面黄似橘，食伤吐泄；面黄若熏，阴疸脾湿。面黄色淡，胃气已弱；面黄色枯，胃液将涸。面黄而青，肝脾相克；面黄而黑，脾肾衰竭。面黄带白，中多疳积；面黄而浮，内藏癖积。面黄不润，多蟹爪纹，或多白点，皆属虫积。面黄而亮，目白如金，及溺黄赤，定是胎黄。眼角鼻准，及其人中，忽现黄色，此为脐风。总而言之，面黄光泽，为有胃气，预后皆吉。

［参］黄色属脾，主湿热食积。黄而明如橘子者，湿少热多也；黄而暗如烟熏者，湿多热少也。黄而暗淡者，则为寒湿；黄而枯癯者，则为积热。黄而色淡者，胃气已虚，脾阳不健也；黄而青黑者，脾为寒滞，肾水上泛也。惟黄色见于面目，既不枯槁，又不浮泽，为欲愈之候。总之，黄为中央之色，其虚实寒热之机，又当以饮食便溺消息之。

赤色属心，面赤主热。其色嫩红，赤子本色；其色大红，是为胎热。浅赤表热，深赤里热。面带红光，外感风热；面若涂朱，心火盛极。面赤胭坚，营血本充；面赤肉坚，素禀火重，微赤而鲜，气虚有火；干赤而枯，血虚多火。乍红乍白，胃肠虫积；又赤又青，惊风纵掣。面赤深浓，营分实热；面赤浅淡，血分虚热。艳红带白，泻痢戴阳；纯红带青，肝风上翔。总而言之，赤为火色，表里虚实，症多属热。

［参］赤色属心，主热。面色缘缘正赤者，阳气怫郁在表，汗不彻故也（此伤寒太阳经表热证）。面赤而潮热谵语者，胃实也（此伤寒阳明经实热证）。面赤如微酣，或两颧浅红娇嫩，游移不定（不尽面通红），乃阴证戴阳，必下利清谷，或小便清白、或淡黄，脉沉细、或浮数无力按之欲散，虽或烦躁发热，欲坐卧泥水中（外热甚也），渴欲饮水，或咽喉痛，证似实热，而索水置前，却不能饮，肌表虽大热，而重按之则不热，或反觉冷，且两足必冷，必须细审（此伤寒直中寒证）。又有面赤烦躁，遍舌生疮生刺，舌敛缩如荔枝状，或痰涎涌盛喘急，小便频数，口干引饮，两唇焦裂，喉间如烟火上攻，两足心如烙，脉洪数无伦，按之无力，扪其身烙手，此心肾阴虚，火不归元所致，证最难辨。但病由内伤，其来以渐，是乃干柴烈火，不戢自焚，与上所列三证，因各不同也。又有久病虚人，两颧至午后带赤者，此则阴虚火动之常证，虽未至如上症之烈，而其颧赤则同为内伤也（以上二证皆虚热）。若赤色出于两颧，状若装朱，大如拇指者，病虽愈，必死。热病无汗，颧赤亦死。颧以骨为主，骨属肾水，火盛灼水而上升也。总之，赤为火炎之色，只虑津枯血竭，决无虚寒之患。大抵火形人从未有肥盛多湿者，即有痰嗽，亦燥气耳。

白色属肺，面白气虚。白而光泽，肺气有余；面色淡白，肺虚咳血；面色㿠白，肺虚气脱。白如冠玉，气色俱足；面若傅粉，气色皆夺。面白瞭瞭，疳痨久泻；

面白惨惨，元阳将绝。白而兼赤，气虚血热；白而兼青，气寒血结。面多白点，大肠虫积；面现白瘖，气分湿热。总而言之，白主气液，欲如豕膏，最忌枯骨。

［参］色白属肺，白而淖泽，肺胃之充也。肥白而按之绵软，气虚有痰也。白而消瘦，爪甲鲜赤，气虚有火也。白而夭然不泽，爪甲色淡，肺胃虚寒也。白而微青，或臂多青络，气虚不能统血。若兼爪甲色青，则为阴寒之证矣。总之，白为气虚之象，纵有失血发热，皆为虚火，断无实热之理。

黑色属肾，主痛主寒。焦黑阳热，青黑阴寒。面黑肥泽，筋骨必强；面黑瘦削，阴火内戕。面色骤黑，病多中恶；乌痧胀者，面赤黧黑。天庭黯黑，脑髓枯竭；承浆青黑，手足抽掣。总而言之，五色之中，青黑黯惨，真脏色现，凡病新久，皆属危险。

［参］面黑光润，其貌魁伟，时人谓之黑相，多属下焦气旺。虽犯客寒，亦多蕴为邪热，绝少虚寒之候。惟面色黯惨，无论病之新久，皆属阳气不振。若面黑色夭，此谓脑髓死色。故《内经》谓黑色若见于天庭，大如拇指，必不病而卒死。总之，黑为阴晦之色，加于头面之阳位，或面唇青黑，或五官忽起黑色，其病皆多凶少吉。

以上概言通面之色，面为足阳明胃经所主，凡五脏之气，皆禀于胃，则五脏之色，亦必由胃气所蒸，上荣于面，此《内经》所谓五色微诊，可以目察，能合色脉，可以万全，以阐儿科四时百病五色生死之诊法也。

丁、面分五部总诀

察儿面色，宜分部位，左颊属肝，右颊属肺，心额肾颐，惟鼻主脾。

［参］《内经》曰：左右者，阴阳之道路也。阳从左升，阴从右降，故以左颊配肝，右颊配肺。额曰天庭，天庭高，主离阳心火。颐曰地角，地角低，主坎阴肾水。上下分配，亦阳上阴下之义也。《内经》以鼻为面王，以其位居至中，内通呼吸，生死赖之，脾主中焦，故经主鼻准候脾，此钱氏遵《内经》分部乃儿科简要之诊法也。惟《灵枢》谓庭（即天庭）以候首面，阙（即眉心）以候肺，阙上以候咽喉，下极（即山根）以候心，年寿（即鼻柱）以候肝，其左右以候胆，面王（即鼻准）以候脾，方上（即鼻坠）以候胃，人中以候膀胱子宫，面中央（颧骨之下迎香之外）以候大肠，大肠之旁（颊之上也）以候肾。面王以上（两颧内鼻准旁）以候小肠。此较前五部诊法，尤为详明，精研儿科学者，临证时不可不参用也。

戊、面上五部热病

肝热病者，左颊先赤；心热病者，其颜先赤；脾热病者，其鼻先赤；肺热病者，右颊先赤；肾热病者，其颐先赤。病虽未发，见赤色者，皆属伏热，即刺而泄。

［参］此以上下左右中之部位，分属五脏，为察色辨症之法。故钱氏《直诀》云：左腮为肝，右腮为肺，额上为心，鼻为脾，颏为肾，赤者热也，随证治之。

按：额上曰颜，腮为面颊，颐下为颏。《直诀》与经旨，词虽异而义则同，总以遵经旨为有本。前清章虚谷注《内经》伏气温热篇云：此详五脏热邪未发，而必先见于色之可辨也。左颊颜鼻右颊颐，是肝心脾肺肾脏之气，应于面之部位也。病虽未发，其色先见，可见邪本伏于血气之中，随气血流行而不觉。更可印证《难经》所云：温病之脉，行在诸经，不知何经之动也，故其发也，必随生气而动，动则先现色于面，良工望而知其邪动之处，乘其始动，即刺而泄之，使邪势杀而病自轻。即《难经》所云：随其经之所在而取之者，是为上工治未病也。用药之法，亦可类推矣。

此条家严悉本经文，编为韵语，与钱氏《直诀》，先后一揆，足见小儿病多伏热。热盛动风，症多发搐，《伤寒论》所谓风温之为病，剧则如惊痫，时时瘈疭是也。后世儿科，但知因惊发搐，混称曰惊风，杜撰许多惊名，乱推乱挑，误杀乳婴，不可胜数。皆由病因不明，诊断不精，不知伏热为病，误认为惊者阶之厉也。叶天士云：小儿热病最多者，以体属纯阳，六气著人，气血皆化为热也。饮食不化，蕴蒸于里，亦从热化矣。旨哉言乎！

己、面诊五部形色要诀

额虽属心，上通前脑，神经攸关，诊毋轻藐。太阳日角，方广天庭，小囟印堂，皆属脑心。天庭色盛，脑气旺极；天庭色衰，脑髓虚竭；天庭色萎，有皱纹者，症必难治。日月角陷，已失色者，必死不治。青遮日角，囟陷者绝；黑掩太阳，额冷者脱。小囟先赤，后印堂青，心火生风，非惊则痉；小囟先青，后印堂赤，肝火冲心，必痉而厥。方广光滑，病机多吉；方广昏暗，症势必剧。天庭晦黑，顺症须防，若病险逆，一见即亡。

［参］额者，发际下两眉上之部位也。属前头部，为前脑知觉神经之总机关也。故头为精明之府，精明在脑也。脑为髓之海，凡儿天禀充足，髓海有余者，头角丰隆，额绽色亮，病虽重，每可救疗。素禀虚怯，髓海不足者，面白颅解，发稀色夭，病虽轻，必多猝变。望其色，最喜红光，切忌青黑。若白若黄，又其次也。临症诊法，如蒋仲芳验色歌诀，一云：额间赤色心经热，烦躁惊悸不必说，青黑腹疼又惊风，瘈疭叫啼何时歇，微黄惊疳自古传，纯黑之时命已绝。二云：左右两额称太阳，太阳青时二次惊，青自太阳入耳死，红色见时主血淋。皆为实验心得之要诀。

颊下名腮，腮为面颊，左肝右肺，色呈两颊。左颊青赤，肝风心热；青紫似黑，腹疼惊厥。右颊深赤，风温肺热；青暗带黑，腹疼筋急。左颊鲜红，肝有风热；右颊鲜红，肺受火劫。两颊皆青，客忤猝惊；两颊均赤，火风发痉。

［参］颊在面旁，俗称嘴巴，其病之发现于色也。如蒋氏歌诀，一云：左颊青赤肝风热，项脊牵强病之诀，惊痉腹痛定黑青，细心推看心能诀。二云：风邪发热右颊赤，咳嗽便闭并气急，青白恶心或咳嗽，青黑内吊腹疼极。三云：客忤之病两颊青，食痰喘急黄色亲，

红主风热须凉散，两颊赤时伤寒寻。皆为临症实验之薪传。

鼻梁鼻准，皆在面中，内关脾胃，中气之宗。鼻梁色青，为寒为痛；鼻梁色赤，为热为风。鼻梁色黄，痰饮湿热；鼻梁色白，气虚亡血。鼻梁深赤，脾胃实热；鼻梁微赤，脾经虚热。鼻准红燥，暴病脾热；鼻准惨黄，久病脾泄。年寿赤光，多生脓血；山根青黑，须防惊厥。

［参］《灵枢》曰：明堂者鼻也。明堂广大者寿，小者殆。若明堂虽小，与面部相称者亦寿。和田东郭曰：诊大病，鼻梁亦为要诀，其病之现于鼻色也。如蒋氏验色歌诀，一云：脾胃热极鼻色赤，小便不通深黄色，鼻中干燥及气粗，衄血之症因而得，脾虚泄泻若何形，乳食不化鼻淡白，脾经受寒色白青，黑为死候君须识。二云：二次受惊山根青，山根黑黄死来侵，年寿平陷亦主夭，青色发热更生惊，黑主泻痢红主燥，微黄隐隐始为平。皆为临症实验之要诀。他如推拿专科周于番曰：鼻上汗出如雨者，心胃病。鼻色鲜红者，留饮；紫暗者，时病。鼻色青主吐乳，又主腹中痛，肢冷者死。鼻痛者为风火。鼻色黄黑而亮者，小腹两胁痛及蓄血。鼻尖青黄色者为淋。若病人鼻尖山根明亮，目眦黄者，病欲愈。皆其历验之心得也。

颏上曰颐，颐下曰颏，人中承浆，皆其所赅。《内经》《直诀》，虽皆属肾，然与脾胃，形色并呈。肾热病者，颐多先赤；胃火盛者，颐亦肿赤。颏间深赤，肾膀热结；颏间微赤，肾膀湿热。脾冷滞颐，颐多青白；胃热吐虫，颐多青赤。人中黄者，伤乳吐逆；人中青者，下痢积热。承浆青者，食时被惊；承浆黑者，惊厥发痉。

［参］颐在口角之后，腮之下，属肾。颏在颌之下，结喉之上，两旁虚软无骨处也（颌者含也，面部下端生须处，与上腭相合，可以含物也）。人中者，鼻准之下，口唇之上，在鼻与口中间之部位也。承浆者，口唇之下，颏之上，居中之部位也。颐与颏虽皆属肾，而与消化器有密切之关系，故曰颐，养也，谓下动上静，咀嚼以养人也。所以滞颐属脾冷流涎，发颐主胃火毒盛。其病色之发现也，如蒋氏验色歌诀，一云：小便不通颏间赤，肾与膀胱皆热结，两颐青时主吐虫，古人望色从来的。二云：伤乳胃逆人中黄，青主下痢乳食妨，嗳气酸腐食不进，黑色虫痛定须防。三云：食时被惊承浆青，黄主吐逆血痢因，黑色惊风须急救，颏长肾足寿元形。皆为实地经验之要诀。总之，面部五色，黄赤为阳，故为病主风主热；青白黑为阴，故为病主寒主痛。㿠白者，浅淡白色也，主失血。否则心不生血，故其色不荣。微黑者，浅淡黑色，肾病水寒也。萎黄者，浅淡黄色，诸虚见症也，此为察色辨证之纲要。清余梦塘曰：面色通红为心热，面色全青为肝风，面色通黄为脾伤，面色㿠白为肺脏虚寒，面色黧黑为肾脏馁败。其言如此，似未免拘于五脏五色之说。按：面为足阳明胃经所主，亦载《内经》，然则通面之色，未尝不有关于胃经。又谓髓海不足者色夭，则脑亦于面有关。由是推之，面色显明，新病而实者，多属于胃；面色晦黯，久病而虚

者，多属于脑。且小儿质性不同，各如其面，金水之质，其人肥白，多属气虚，面色每多惨淡；木火之质，其人苍瘦，多属血虚，面色每多红燥。此亦望面色之要义也。虽然吾侪从实地上经验，望色断症之法，有时可

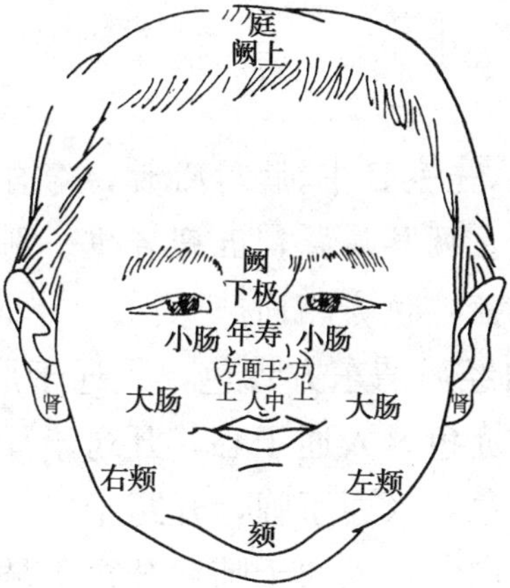

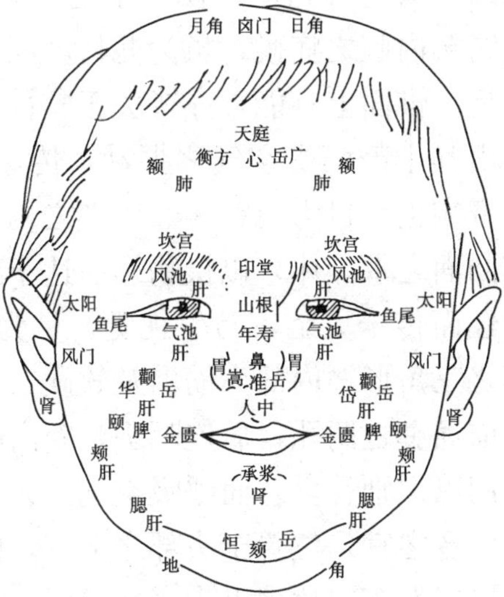

据，亦有时不可据。尤必察明原因，详审苗窍，细观指纹，静验见症，兼察声音，操斯术也以治婴儿。书云：如保赤子，心诚求之。庶可幼吾幼以及人之幼，而免学医人废之讥矣。

第四节　望苗窍形色

欲知肝病，先察目中。脾唇心舌，窍自相通。肺有病时，须观鼻孔。两耳属肾，五窍皆重。别有二阴，下窍之宗。察色辨症，诀亦相同。

［参］《内经》谓东方青色，入通于肝，开窍于目，旺于春。南方赤色，入通于心，开窍于耳，其华舌，旺于夏。中央黄色，入通于脾，开窍于口，旺于长夏及四季之末。西方白色，入通于肺，开窍于鼻，旺于秋。北方黑色，入通于肾，开窍于二阴，上通于耳，其旺冬。观此，以七窍辨内脏之症候，虽为儿科名医所阐发，其实皆折衷经旨。惟面上官能，亦皆关于脑神经。如耳为司听之官，由其中鼓膜受空气之振动，传达于听神经，而知外部之音响也。目为视官，其内部之构造，略如照相器械，有凸面之水晶体，以摄物影而达于瞳孔后之网脉，经视神经而传于大脑，乃生视觉。鼻为司嗅之官，外状为隆起之三角形，内部为筋肉及软硬二骨所成，其腔分三道，前通鼻之两孔，后连咽头，腔内有黏膜，密布嗅神经，用以识别香臭。而呼吸空气，尤利赖之。口为进饮食发声音之官，位置于头部之下方，内含有味神经。凡人藉口以发言，故多以为言之代词。舌为司味之

官，在口中为筋纤维所成，能自由运动，表面包以黏膜，神经血管布满其中，感觉最敏锐处也，亦以为发音之助。由是推之，凡病因之外感内伤，病机之寒热虚实，其五色之见于苗窍，虽皆由内脏血色素之发现，而其所以有知觉，所以能运动者，皆关于脑神经之作用。西医生理学云，脑心肺为人身三大要经，洵不诬也。前明万密斋云：肝之病见于目，心之病见于舌，脾之病见于唇，肺之病见于鼻，肾之病见于耳，各随其寒热虚实决之。前清夏禹铸曰：五脏不可望，惟望五脏之苗与窍，其色若异于平日，而苗窍之色，与面色相符，则脏腑虚实，无有不验者矣。惟肾开窍于二阴，职司二便，合之则成为七窍。前清张筱衫曰：溲由前阴出，便由后阴出，寒自寒，热自热，以此区辨形色，则外感内伤之真寒假热、真热假寒，临症时自能立判矣。

甲、察两耳形色要诀

耳为肾窍，上通于脑，肺心肝胆，皆由斯道。耳轮红润，肾经充足；耳珠青黑，肾阴枯涸。耳起青筋，风温瘈疭；耳发红肿，胆火暴聋。外染风毒，耳黄面热；上受风热，耳红面赤。耳尖青冷，主发痘疹；耳筋紫黑，多属凶症。耳前色黑，主疝主痛；耳前色青，为燥为风。

耳痿失色，肾绝不治；耳枯色垢，肾败难治。

[参] 耳珠属肾，耳轮属脾，耳上轮属心，耳皮肉属肺，耳背玉楼属肝。上中下分配五脏，邵氏《痘证大全》称为秘法，一则云：耳上属心，凡出痘时，宜色红而热。若色黑与白而冷，其筋纹如梅花品字样，或串字

样，从耳皮上出者，皆逆者。二则云：耳下属肾，凡出痘时，其色宜红紫带冷，不宜淡黄壮热。如筋纹梅花品字样为顺，若如蚤咬芝麻之形者，为险逆难治之候。三则云：耳后耳里属肺，凡出痘时，其色宜淡白带温，不宜红紫壮热。如见茱萸形，或灯火烧烙之样，为逆。四则云：耳后耳外属肝，凡出痘时，其色宜青带温，不宜淡白冰冷。稀疏者吉，稠密者凶。五则云：耳后中间属脾，凡出痘时，宜苍黄温和，不宜青色壮热。稀疏如黄蜡色者吉，稠密如蚁色带青者凶。六则云：凡出痘耳后筋三条，而枝叶多色淡红者吉，系心经发痘，主头面稀少。七则云：凡出痘耳后筋紫赤色者，主肝经发痘，而急出者凶。八则云：凡出痘耳后筋苍黄色者，或筋头大而根转小，系脾经发痘，主头面胸腹必稀。九则云：凡出痘耳后筋淡而色白者，枝叶繁乱，系肺经发痘，出如蚕种，主痒塌极凶之兆，三五日必亡。十则云：凡出痘耳筋色黑，枝叶多者，系肾经发痘，主黑陷伏毒，九朝十朝内必死。十一则云：凡发热耳筋出现紫黑赤白，皆凶。耳上凉者吉，耳下凉者凶。故凡看小儿潮热之际，以两耳辨其五色为验，便知生死轻重之分矣。其言如此，惟耳虽为肾窍，而五脏所结，系于耳者居多。症属外感，其形则或冷或热；病属内伤，其色则或暗或滞。善观两耳形色者，可察各症之寒热虚实。若徒取以辨痘证，则拘矣。蒋氏验色主病歌诀云：

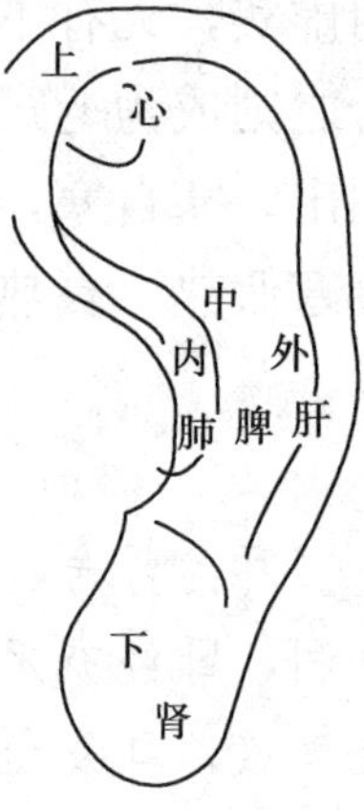

耳后微赤虚鸣证，本经受热宜知悉，耳轮干燥是骨蒸，口渴盗汗肝热盛。其明证也。

乙、察两目形色要诀

目为肝窍，系通于脑，五脏精华，上注斯道。白珠属肺，内关心脾，若见青色，肝风乘肺。目白而混，肺经实热；目白而淡，肺经虚热。目白鲜红，心经实热；目白淡红，心经虚热。目白深黄，脾经实热；目白微黄，脾经虚热。目白老黄，脾胃湿热；目白暗黄，脾胃瘀热。目白深青，肝经实热；目白淡青，肝经虚热，黑珠属肝，主眵主泪。黑光满轮，主寿易养；黑色昏矇，多夭难养。黑多白少，肝血充足；黑少白多，肝阴不足。肝气实者，眵多干坚；肝气虚者，眵淡胶黏。寒伤肝者，迎风泪流；热伤肝者，眵泪交流。哭而无泪，不哭泪出，目开不合，皆为肝绝。瞳仁属肾，贵有精神。赤脉贯瞳，火烁肾阴；白膜遮精，肾疳已成。目睛稍定，忽转动者，多属痰证。目瞪睛定，不转动者，皆属绝症。斜视转睛，肝风热痉；闭目露睛，慢脾虚痉。目睛不和，昏神热极；目睛不明，神散精竭。凡儿发搐，目睛斜视，属男孩者，左视无声，右视有声；属女婴者，右视无声，左视有声。瞳仁缩小，脑髓枯结；瞳仁放大，元神将脱。目睛正圆，病决不治；目睛直视，断难救治。眼角红丝，穿入白珠，心火冲肺，有实有虚。鲜红属实，淡红属虚。大眼角红，肿痛实热；小角淡红，微痛虚热。大角破烂，心经血热；小角破烂，肺伤风热。上胞属脾，肿则湿热；下胞属胃，青则风热；上下胞肿，脾胃风热。胞缩露睛，脾胃虚极。眼睑烂赤，多由风湿。风胜则痒，湿胜则烂。目上紫筋，目下青筋，二筋若现，必发惊痉。

〔参〕《内经》谓五脏六腑之精华皆上注于目，故眼科学五轮定法。白珠属肺，为气轮；黑珠属肝，为风轮；瞳仁属肾，为水轮；大小眼眦属心，为血轮；上下眼胞属脾胃，为肉轮。惟目系则上入于脑，脑为髓海，髓之精为瞳子（即瞳神），为脑中元神出入之门户。按：目系即视神经，别有反动性，能感触光线，收缩瞳孔，约有四对。①动眼神经，出蝴蝶骨之裂孔，分布动眼筋，主宰眼球之运动，司眼睑牵动筋及瞳孔括约筋之运动，亦曰运动神经，传神经中枢之命令于诸部者也。②滑车神经，亦出蝴蝶骨之裂孔，分布上斜眼筋，主宰眼珠之运动，司眼球向外之运动。③三叉神经，区分三支，第一支，分布颜面眼球与鼻；第二支，分布上腭与齿髓；第三支，分布下腭与口壁，以司味觉。生成感觉运动二纤维，大者司角膜眼结膜之感觉，小者司瞳孔咀嚼筋之运动。④牵引神经，出颈动脉小孔，分布眼球之外直筋，即主宰眼球之运动。若麻木则眼球内斜视矣。两目之贵重如此，故经曰视其目色，以知病之存亡也。若肝开窍于目者，因肝脉交巅络脑，与脑髓神经有密切之关系者也。其为病也，蒋氏验色主病歌诀云：两眼黑睛黄主热，白睛黄时食积诀（主疳病及黄疸），白睛青时主惊痉，黑睛红黄伤寒劫。凡目直视，目斜视，目连劄，目淡青或赤，皆肝病犯脑之特征。目睛视物不转，或目合不开，或目开不合，或哭而无泪，或不哭而泪出，皆肝病连脑之绝证。总之，目明能识人者易治，目昏不识人者难治。身体发热而眼羞明者，其病必重。瞳孔过小而且斜视者，其病最重。若目反上视，或目瞪不轮，或目睛正圆，或戴眼反折，或眼胞陷下者，皆必死不治也。婴儿颅囟未合，脑髓最灵，视神经最易感触，不论外感内伤，一动肝风，无不刺激神经，或为脑膜炎，或为脊髓脑膜炎，所以婴儿多痉与瘈疭之证也。此为望色审窍之第一要诀，研究儿科学者，首宜识此。

丙、察鼻孔形色要诀

鼻孔属肺，吸收空气，窍虽司臭，呼吸尤利。流清涕者，风寒袭肺；流浊涕者，风热犯肺。鼻孔液干，秋燥伤肺；鼻孔气臭，内痈伤肺。鼻孔癖胀，肺热有风；鼻孔扇张，肺痰上壅。初病鼻扇，咳喘肺窒；久病鼻扇，喘汗肺绝。鼻涕常流，初病鼻渊，鼻涕浊秽，久病鼻渊。鼻孔燥黑，如烟煤者，阳毒热极；鼻孔黑润，出冷气者，阴毒冷极。

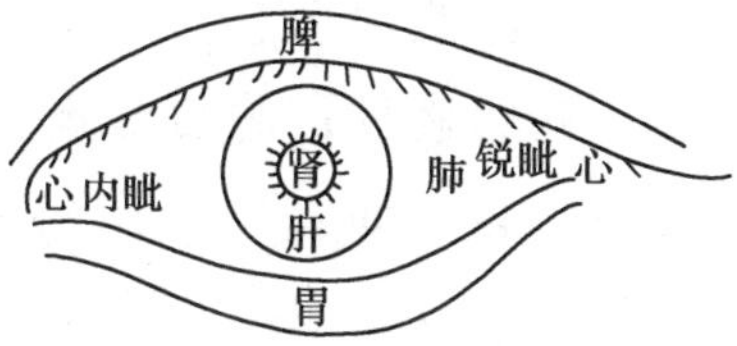

〔参〕鼻为司臭之窍，全在左右二孔，孔内有黏膜，有毫毛，凡物质之气，由空气传达于此，即能识别香臭，而呼吸尤利赖之。故《灵枢经》曰：肺气通于鼻，肺和则鼻能知香臭矣。其为病也，鼻伤风，则鼻塞喷嚏，鼻流清涕；鼻伤热，则鼻门干燥，甚或鼻衄，或燥破生疮。鼻鼾难言者风温，鼻鸣干燥者风热。鼻孔扇张，出气多，入气少者，无论外感内伤，症多不治。然有虚实新久之分，不可概言肺绝。若初病即鼻扇，多由邪热风火，挟痰壅塞肺气使然；若久病鼻扇喘汗者，则为肺绝不治。

丁、察口唇齿形色要诀

口为脾窍，实关于胃，其华在唇，齿络肠胃，为肾之余。诊法一揆，先看口唇。口中气热，从外生风；口中气温，从内生风。口鼻气粗，疾出疾入，邪气有余，外感实症；口鼻气微，徐出徐入，正气不足，内伤虚症。口干舌燥，胃心皆热；口燥咽痛，胃肾并热。口燥咬牙，热盛风痉；口噤鼻扇，痰厥急惊。口吐粘涎，脾热实症；口流稀涎，脾冷虚症。口张大开，症属脾绝；口出鸦声，症属肺绝。口如鱼嘴，口气直喷，皆属绝症。环口黧黑，口燥齿枯，皆为死症。口齿糜腐，则为口疳；口鼻生疮，则为肺疳。唇焦而红，少凶多吉；唇焦而黑，多凶少吉。唇干而焦，脾蕴燥热；唇淡而黄，脾积湿热。唇燥舌干，心脾热极；唇肿舌焦，脾胃热极。口唇红紫，血瘀虫啮；口唇淡白，营虚失血。唇红吐血，胃热盛极；唇白吐涎，脾冷虚极。唇赤如朱，心经血热，唇白如雪，脾阳将绝。唇茧舌裂，多属毒积；唇紫声哑，多属虫积。上唇有疮（唇有白点），虫食其脏；下唇有疮，虫食其肛。唇蹇而缩，不能盖齿，固属脾绝。唇卷而反，兼舌短者，亦属脾绝。唇口颤摇，不止者死。唇吻反青，气冷亦死。次观其齿，齿燥无津，胃实热极；齿焦而枯，胃液涸竭。咬牙齘齿，口筋牵掣；但咬不齘，牙关紧急。上齿龈燥，胃络热极；下齿龈燥，肠络热极。齿光如石，胃热甚剧；齿如枯骨，肾阴已竭。齿燥如糕，胃肾两竭，齿忽啮人，心肾气绝。热耗胃津，齿色必紫，紫如干漆，尚可挽回；热耗肾液，齿色必黄，黄如酱瓣，其症多危。齿缝流血，若牙痛者，胃火冲激；血出牙龈，若不痛者，肾火上逼。

［参］口为司言食之窍，在面部下方。口窍之边曰唇，唇内有齿，齿内有舌，食物皆由此入内，以营养身体。故《内经》曰：口唇者，声音之扇。《难经》曰：口唇者，肌肉之本。经又谓脾胃之华在唇四白，四白者，唇之四际白肉也，与肺最相关系。盖呼气从口而出，吸气从鼻而入，故足太阴脾与手太阴肺，同为一经。然口主饮食，无不先通于胃，而口内廉泉玉英二穴，由足少阴肾化气上行，以生津液，故《内经》谓津液之道。经又云：女子七岁肾气盛，齿更，三七肾气平均，故真牙生而长极。男子八岁肾气实，齿更，三八真牙生，五八齿槁，八八则齿发去。若上齿龈，为足阳明胃络，下齿龈，为手阳明大肠络，亦载《内经》。故唇齿相依，为口出声调语纳食咯痰之机关，而与肺脾肾胃肠，各有相维相系之处。虚实寒热从此分，生死亦从此决。其为病也，口甜，是肝热脾湿，胃有痰滞也。口咸，是肾水上泛，肾热也。口淡口臭，皆胃热也。口辛，肺热也。口苦，胆热也。口酸，肝热也。若口如鱼嘴尖起者，为鱼口，则啼不出声，或音如鸦声，皆脾败肺绝之候也。唇属脾，红紫血热也；淡白气虚也；青黑者肝乘脾，脾阳将绝也。亦关于胃，唇红而吐，胃热也；唇白而吐，胃虚也；唇色平常而吐，作伤胃论。凡儿病人中平满，为唇反，唇反者肉先死，俱不治。齿为肾之余，龈为胃之络，前板齿燥，脉虚者，多中暑；下截齿燥，脉芤

者，多便血。惟齿槁者多属肾热。总之，口唇齿三者，皆为消化器之重要部分，细察形色，于诊断上亦最有验。

第五节　验舌苔形色要诀

舌为心苗，膜接胃肠，脾肾肝脑，辨别宜详。舌尖属心，故主上焦，舌中脾胃，故主中焦；舌根属肾，故主下焦。舌上乳头，辨味之应，内含血管，密布神经。验舌之要，先观其舌，次察其苔，乃能确实。

［参］舌在口腔之中，系赤色筋肉，纵长横狭，前尖后大，表面凹凸不平。其突高处，多成细点，在舌心者，形如蕈菌，点旁附有小物，形如花蕾；在舌根者，形如小豆，其数由八颗至十颗，常作人字形排列。舌之表面，皆有黏膜盖之，内应心脏，外司味觉。咸苦两味，舌心最易感触；甘酸两味，舌边最易感触。其所以最易感触者，在于舌乳头及舌神经。舌乳头者，即舌上小粒突起之处，内含血管，及与脑相连之味神经，以辨食味。共有三种，一丝状乳头，在舌旁及舌面，其上面有丝形突起之线。二蕈状乳头，散在丝状乳头之间，于舌尖为最多。三轮廓乳头，在舌根近旁，排列如人字形，较前数种为大，内藏味神经之末梢，曰味蕾。舌神经者，即分布于舌上之脑气筋也，上连于脑，有味神经及动舌神经之别，以司辨味及运动舌体之用。此言舌生理上之体用也，更论舌与内脏经脉气化之关系，及其病理。《内经》云：舌者，心之官也。心主言，在窍为舌。手少阴之别，系舌本。手少阴之筋，支者，系舌本。心

气通于舌，心和则舌能知五味也。其为病也，心病，则舌卷短，颧赤，心脉搏坚而长，当病舌卷不能言，且其实则支膈，虚则不能言。经又云：足少阴循喉咙，挟舌本，至任脉廉泉穴而终。足少阴之脉，贯肾，系舌本，足之少阴，上系于舌，终于横骨，终于会厌。足少阴之标，在背腧与舌下两脉也。舌下两脉者，廉泉玉英也。廉泉玉英者，津液之道也。其为病也，舌纵，则涎下烦悗，取足少阴。肾所生病者，口热舌干，咽肿上气，嗌干及痛，烦心心痛，刺足少阴脉，重虚出血，为舌难以言。又云：足太阴之正，上至髀，合于阴阳，与别俱行，上结于咽，贯舌中，足太阴之标，在背腧与舌本也。脾足太阴之脉，上膈挟咽，连舌本，散舌下。其为病也，舌本强，或舌本痛，食则呕，胃脘痛，腹胀善噫，得后与气，则快然如衰，身体皆重，刺舌下中脉，太过血出不止，为瘖。又云：上焦出于胃上口，并咽以上，贯膈而布胸中，走腋，循太阴之分而行，还至阳明，上至舌下。足阳明，其浊气出于胃，走唇舌而为味。又云：足厥阴气绝，则筋绝。厥阴者肝脉也，肝者筋之合也。筋者，聚于阴器而脉络于舌本也。故脉不荣则筋急，筋急则引舌与卵。故唇青舌卷卵缩，则筋先死。庚笃辛死，厥阴终者，中热咽干，善溺心烦，则舌卷而卵上缩而终矣。他如足太阳之筋，其支者，别入结于舌本。手少阳之筋，其支者，当曲颊入系舌本，其病舌卷，亦载《内经》。至若舌苔，舌上所生之垢腻也。外感病在表时，往往无苔，迨渐入于里，与津液相搏，则舌上之垢腻渐多。有白苔舌、黄苔舌、黑苔舌、灰苔舌、霉酱黑苔舌、红色舌、紫色舌、青色舌八种。前清梁特岩曰：舌居肺上，腠理与肠胃相连，腹中邪气，熏蒸酝酿，亲切显露，有病与否，昭然若揭，亦确然可恃。故凡辨舌，无苔，则审舌之本色；有苔，则凭舌之现色。参之望闻问切，以判表里寒热虚实之真假，虽不中不远矣。西医柯为良曰：凡舌上面有刺，刺中有脑芯，能主尝味，亦有苔，用以察病，最为有益。西医合信氏曰：验舌苔形色干湿，可辨表里。合古今中外学说以参观之，验舌为诊断上之最要。中西一致，特西医察舌，不若中医之精且细耳。

凡验舌苔，婴孩小童，各宜区别，观察不同。婴儿之舌，本有乳苔，白滑而薄，是为常苔。一有感伤，形色随变，胎毒遗传，必先明辨。

舌难转动，肿硬苔白，不能吮乳，此为木舌。舌色鲜红，下生小舌，位近舌根，此为重舌。舌根生泡，状若白珠，啼而不乳，俗称顶珠。舌生白屑，黏潺满口，吮乳不得，俗称鹅口。视此四症，婴儿所独，或由胎热，或因胎毒。

［参］凡小儿三四岁以下，患感症杂病，辨舌与少壮略同。惟产生至一二岁，其舌有特种疾患，不可不防之。美医嘉约翰云：小儿之病，舌上每有白衣，若初生小儿，舌上白膜裹住，或如石榴子，或遍舌根，哭不出声，若不刮去，其儿必哑，或发惊。若小儿舌根下，忽有筋一条，绊其舌尖，不能吮乳，或舌下总筋，上生白膜，连舌尖绊住，用银针磨尖，轻轻挑断之。若初生儿，舌上忽生黄泡出水，此为心脾之火。若小儿初生，

舌上生白屑如米，剧者口鼻亦有之，此由胞胎中受谷气盛，所谓鹅口是也。凡小儿舌大肿硬，不能转动，此心火挟痰也，通称木舌。若舌肿满口，或胀出口外，难纳药者，所谓肿舌是也。此皆小儿所特有者也。

若验舌苔，多由胃浊。苔厚而多，胃有腐浊；苔薄而少，胃鲜腐浊。鲜红实热，淡红虚热，深红血热，暗红瘀热，淡白虚寒，滑白痰积，白腻湿滞，黄腻湿热。白腻而厚，胃肠冷积；黄厚而糙，胃肠热积。舌红而肿，胎热盛极；舌紫且黑，胎毒发泄。舌现白点，连唇亦生，或起槟纹，虫积特征。舌色红紫，疼痛异常，甚则红烂，舌疳凶状。

［参］清刘吉人云：舌为胃之外候，以助输送食物，入食管胃脘之用。其舌体之组织系由第五对脑筋达舌，其功用全赖此筋运动。舌下有青紫筋二条，乃下焦肾脉上达。有穴二，名曰金津、玉液，所以生津液以濡舌质拌化食物者也。舌之表面，乃多数极小乳头铺合而成，此乳头极小微点，以显微镜窥之，则时见形如芒刺，摸之棘手，或隐或现，或大或小，或平滑，或高起，随时随症，变易不定。中医以舌苔辨症者，苔即胃中食物腐化之浊气，堆于乳头之上，此明舌苔之所由生也。常人一日三餐，故苔日亦三变，谓之活苔，无病之象也。其所以能变者，因饮食入胃时，将腐浊遏郁下降，故苔色一退，至饮食腐化，浊气上蒸，苔色又生。胃中无腐浊，则苔薄而少，有腐浊则苔厚而多，此其常理也。若辨苔色之法，白而薄者，寒邪在表，或气郁不舒；白而厚者，中脘素寒，或湿痰不化。黄苔薄而化者，表犹未

罢，热未伤津。黄苔有质地而浊者，邪已结里。若黄浊愈甚，则入里愈深，热邪愈结。黑苔焦枯，为火炽水竭。久病舌起烟煤者，属胃虚液涸。又如苔色淡白者，多寒有水；及发纹满布者多湿。其色黄厚者，多食滞；带灰及干砂刺点者，多伏热。色见黄白，间或焦黑者，气分化燥；舌色绛红，间或光亮者，血分受热。平日多

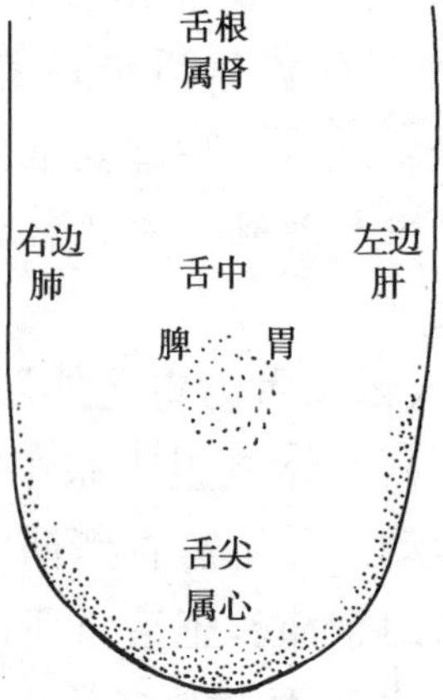

黄苔，其人必胃热；多红色，其人必营虚。至于如水黑青色者为虚寒，如咸腻厚者为温疫，此皆朱心农临症实验之看法。西医嘉约翰云：凡各种重病，舌皆有苔，伤风发热病第一层时，喉核生炎，舌上有一层白蜜色之苔。发热病第二层，舌有厚黄色或黑色之苔。若胃肠中有燥粪，胆汁则逆流而上，其色即黄。苔色黑者，表明血中有碳气，为有毒也。血不清洁，生津不爽，并大便恶臭之时，舌有一层厚黑干苔，牙有黑垢。舌有紫色干苔，惹厌□之病将退，舌即渐变湿润。黄疸病，舌有胆

汁色之苔。身虚泄血病，舌有湿苔。好饮酒，其舌上常有裂纹，则舌体多紫。此皆验舌苔之大要也。

第六节　察溲便形色要诀

前后二阴，为肾之窍。前为清窍，后为浊窍。溲出前阴，便出后阴，二便形色，可断病情。溲名水液，载在《内经》。澄沏清冷，皆属寒证；浑浊臊臭，皆属热证。溲如米泔，则为湿热；溲如苏木，则为血热。红黄色者，肝经实热；淡黄色者，肾经虚热。睡中遗溺，谓之尿床。溲凝如膏，溺白之状。溺长清利，肾气充极；溺短涩痛，膀胱热结。溺时点滴，尿管痛剧，沙淋之候。溺如米浆，混浊滑流，溺浊之候。便色老黄，则为实热；便色淡黄，则为虚热。便如桃浆，则为血热；便如胶漆，则为瘀热。大便腥臭，如败卵者，内伤乳积；大便酸臭，如坏醋者，内伤食积。大便急迫，肠鸣腹痛，为小肠热；大便灼痛，肛热如焚，为直肠热。

［参］肾有内外之别，内肾俗称腰子，为分析血中废料，盛尿液之器官。在腹腔之背，共二枚，对列于左右。形如蚕豆，色红褐，外旁凸出，内旁凹入，凹入处，曰肾门。全体分肾皮、肾髓、肾盂、肾圆锥、谋氏囊、泌尿管各部。肾门间，有肾动脉及肾静脉各一，血液由肾动脉入肾中谋氏囊及泌尿管，滤取尿液。尿液入肾圆锥，经肾盂及输尿管入膀胱。余血则从泌尿管出而入肾静脉，复归心脏。膀胱俗称尿泡，为贮尿之囊，作卵圆形，颇有弹性，在腹腔下部，其底旁左右，各有输

尿管一条，通于肾脏，前面下旁，又有排尿口，口有括约肌与尿道连接，肾脏分泌之尿，经输尿管入于膀胱，贮蓄既满，则放开括约筋，从尿道泄出，故肾与膀胱为泌尿之器。观此，则《内经》所云肾与膀胱相表里，主水，为胃之关，关门不利，故聚水而从其类焉；膀胱者，州都之官，津液藏焉（津液即尿液），气化则能出矣者，则中西一致矣。大肠，即肠之下部，形如管，较小肠为粗短，上接小肠，下连肛门，分盲肠、结肠、直肠三部，盘曲于腹内，内面之黏膜无绒毛，不能如小肠之善吸养料，但能吸收水汁，使废物为粪块而出。故《内经》所云大肠者，传导之官，化物出焉者，亦新旧沟通矣。其为病也，如《内经》云：中气不足，溲便为之变。变也者，如中气不足以御寒，溲则澄沏清冷，甚则膀胱不约而遗溺，便则溏泻飧泄，甚则大小肠直倾而洞泄。中气不足以制热，溲则水液浑浊，甚则膀胱不利为癃，便则胶闭燥结，甚则大小肠胶结而为痢，此皆有形色之可辨也。若询之疑似，则令病家取至庭中，观其形，望其色，藉以审疑难大症，初不可嫌其秽亵，庶免讹传误听之弊，以此区辨，则寒热虚实立判矣。

第七节　望指纹形色

幼科指纹，聚讼纷纷，推原其理，学本经文。

［参］《灵枢经》云：经脉者，常不可见也，其虚实也，以气口知之。脉之见者，皆络脉也。凡诊络脉，色青则寒且痛；赤则有热。胃中寒，鱼际络多青；胃中热，

鱼际络红。其暴黑者，留久痹也。其有赤、有黑、有青者，寒热气也。其青短者，少气也。诊虎口指纹之说，盖本乎此。陈飞霞谓《内经》十二经络，始于手太阴，其支者，从手腕后出食指之端，而交通荣卫于手阳明大肠之经，即此指纹是也。由是推之，以经解经，《内经》所谓其支者，即太渊脉之旁支，亦即与手臂脉并行之鱼际络也。陈氏谓此脉可诊，其迟数代促，与太渊脉毫无差异，此说不确。盖经是动脉，络是静脉，动脉有脉波可诊，静脉无脉波，焉有迟数代促之可辨乎？又谓指纹之法，起于宋人钱仲阳，尤属杜撰。检阅钱氏《小儿药证直诀》，无此语也。张景岳谓此纹为手阳明浮络，络则是矣，非手阳明也。《内经》明言胃中寒鱼际络青，胃中热鱼际络红，其为足阳明之浮络也明矣。就余所验，风寒初起，色多浮而淡青，郁而化热，轻则其色鲜红，重则其色紫黑。若胃热盛而动肝风者，往往其色青紫。位则自下而上，邪则自浅而深，症则自轻而重，皆由历验之成绩。原其辨指纹之法，起于宋人《水镜诀》，创立风气命三关。关即指节也。风气命三字，即虎口至次指上中下三节之代名词也。宋以后幼科诸书，均未推原其故，惟滑伯仁谓纹见下节风关为轻，纹见中节气关为重，纹见上节命关为危，直透三关为大危。以络脉所现之短长，审病势之浅深，固属法程。夏禹铸以络脉之浮沉，辨病状之表里，亦有理由。此皆言指纹之形也，若论纹色，但当以青紫分寒热，红黑辨吉凶，淡滞定虚实，可为诊断之一助。他如幼科书有云，指上辨青纹，认是四足惊，虎口脉青色，是猪犬马惊，黑色因水扑，即色火人惊，紫色多成泻，黄即是雷惊。又曰，青惊白是疳，黄即困脾端，青色大小曲，人惊并四足云云，则荒诞不经矣。石芾庭曰：儿病传变不常，即《内经》以色诊络之说，亦不可拘，惟手络不宜暴露，是为要诀，以过露为血燥生风候也。可谓阅历有得之名言矣。指纹之说，虽历代相传，但不过望色中之一种耳。兹编因为历代相传，未便删却，故家严特为增订，望学者勿过事株求可也。

甲、辨指纹三关要诀

二岁以前，病难诊脉，虎口三关，辨其纹色。初风中气，末为命关，男左女右，侧指而看。

［参］宋人《小儿卫生总微论》载诸处纹状候，谓次指上仄三节，名曰三关，小儿分男左女右看之，且有八般筋脉纹状，以验其病，名曰八片锦。最下一节，名为气关，有纹过者，病才觉重，诸病既生，则气不调顺，故名气关也。第二节名为风关，有纹过者，多发惊风，渐加困重，故名风关也。第三节名为命关，有纹过者，则病极而命危殆，故名命关也。按上称三关，与今说有互易处，然解释三关之名称，颇具义理。但风气命之说，相沿已久，改革甚难，故仍之。惟八片锦之形称，其说甚古，且颇新颖，兹录于下。

（一） 鱼刺形，主初惊。在气关，主壮热吐泻；在风关，主初惊才发；在命关，惊极难治。

歌曰：形如鱼刺是初惊，遍体如汤面色青，吐泻躁烦如此证，通肠和气便惺惺。

（二） 垂针形，主泻痢。在气关，主伤冷吐泻；

在风关，主泻转惊风；在命关，主转慢脾风极候。

歌曰：形如悬针泻痢多，惊啼身热定违和，此病若变惊风慢，命关已度是沉疴。

(三)  水字形，主肺惊。在气关，主涎痰咳嗽虚积；在风关，主气喘呕涎；在命关，主肺败不治。

歌曰：形如水字肺家惊，虚积相传面色青，膈上有涎急须治，命关若过更无宁。

(四)  乙字形，又曰中曲，主食惊。在气关，主食伤吐痢；在风关，主传变虚风（乙形属肝，肝刑于脾）；在命关，转慢脾风不治。

歌曰：形如乙曲病因肝，眼慢惊啼瘈疭偏，冷积为伤传变此，慢脾风已度三关。

(五)  去蛇形，主内实外虚。来蛇形，主外实内虚。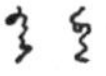蛇中卷形，主内外俱虚。此数样皆曲虫，又曰曲蛇。在气关，主疳积，在风关，主疳劳带惊；在命关，不治。

歌曰：形如蛇曲病因深，脾积疳劳又带惊，未过二关宜早治，若过三关更莫论。

(六) 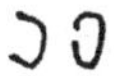 长者弓形，短者环形，主疳积。在气关，主吐逆，及疳热吃泥土；在风关，主疳极羸瘦；在命关，不治。

歌曰：形如环弓疳气黄，好食泥土是寻常，此病早求良医治，三关已到命飞扬。

(七) 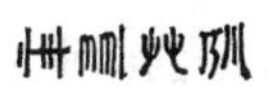 乱纹形，主虫痛。在气关，主气不和。有虫积食诸生物；在风关，主虫咬心腹痛；在命关，主病困极难治。

歌曰：纹乱纵横虫上寻，晓夜啼号不可禁，神佛求遍都无应，安虫祛积得康宁。

（八）○　珠形死候，此候不拘三关上下见者，皆为死候。

歌曰：流珠死候不须医，便是沉疴莫疗之，三关若见都休望，安排后事更无疑。

按：王肯堂曰：古人指纹之说，虽各按形晰义，然余尝治之，亦有不专执其形色而投剂者。盖但有是症，即投是药，而亦多验。观此，则辨指纹之形色，不必尽执旧说也。

乙、辨指纹左右要诀

凡看指纹，手络虽同，左肝右胃，亦要明通。肝络现者，血热生风；胃络现者，积热动风。

［参］宋人《水镜诀》云：凡看婴孩，须明虎口，辨别三关，男左女右。明医万密斋述汤氏云：男验左手，女验右手。盖取左手属阳，男以阳为主；右手属阴，女以阴为主。然男女一身，均具此阴阳，左右两手，亦当参验。左手之纹，病应心肝；右手之纹，病应肺脾，知此消息，又得变通之意矣。观此，《水镜诀》以男女分左右，汤氏驳之，又以心肝肺脾分左右，皆属臆度，似是而非。若分左肝右胃，虽为汪氏省之所独创，其说较为近理。姑就管见以说明之，心主经脉（即发血管），肝主络脉（即回血管），凡经络交通，左右得以循环者，全赖肝主回血，上行于肺，由肺脉落左心房，逼血循行于手臂，其络脉与经脉并行不悖。故从左手虎口，发现于次指，指纹乃浮露于

表面。胃为十二经络之海，左端与脾膜相连，脾主统血，为动脉宽间之地，且有一支大络，络脉从左过右，入右总回管，由总管横回于手臂，故从右边虎口，发现于次指，指纹乃浮露于表面。滑氏谓指纹宜藏，不宜暴露。石氏谓暴露为血燥生风，故汪氏皆主热盛动风，左主血热，右主积热。论虽翻新，而分际极清。

丙、辨指纹浮沉要诀

外邪初受，指纹乍浮，病尚在表，不足为愁；邪热入里，指纹多沉，病势轻重，宜辨浅深。

［参］清陈飞霞云：此纹与太渊脉相通，凡有外邪，太渊脉浮，此纹亦浮。盖邪在皮毛腠理之间，故指纹亦显露于外，谓之表症，速宜疏散，启其皮毛，开其腠理，使邪随汗而解。若往来寒热，热重寒轻，指纹半沉，尚在阳明胃经，治宜解肌。若外症身热不已，指纹极沉，已入阳明胃腑，速宜攻下。庸手见其身热，犹以风药治之，盖病在内，治其外，不特病邪不解，适足燥其阴血而增困耳。

丁、辨指纹三关病势要诀

纹在初关，虽重无妨；中关已险，末关宜防；三关直透，症多夭亡。

［参］清余梦塘曰：风轻气重命危之说，亦是板执之论，尝见纹不透关射甲，而其儿已死者；有纹已透关，而其病又渐愈者。但透关之纹，病必重耳。按三关直透，亦有射甲透指必别，射甲者，命关之指纹向外；透指者，命

关之指纹向内也。向内为顺，向外为逆。然亦不可拘，筱廉十余年前，曾侍家严临诊，尝见有病儿指纹透关射甲，症已痉厥兼臻，便闭三日，气升痰壅，病势甚危，每用桃仁承气汤去桂，加羚角猴枣紫雪，一剂即便通痰降，痉止神清，竟得倖全者，数见不鲜。予故谓指纹之说，学者勿过事株求，良有以也。

戊、辨指纹弯向病状要诀

形如弯弓，内外有别。纹向内弯，外感风疾；纹向外弯，内伤饮食。纹入掌中，其腹痛剧，米粒丫枝，并为不吉。势有向背，亦宜辨识，纹势向里，病犹为顺；纹势向外，证必为逆。

［参］清陈飞霞云：指纹之两头，弯向中指，为内为顺，症为外感风寒；指纹弯向大指，为外为逆，症为内伤饮食。若掌心包络所主，纹入掌中，邪侵内脏，由中气虚寒也，故为腹疼。至于向背顺逆，陈氏已经说明，兹不赘。

以上五种辨法，皆为指纹形状之要诀，临症时亦所常见。寻绎其义，尚有理由，故家严悉仍其旧，略为重订。他如《金鉴》载三关指纹部位纹形歌：大小曲紫伤滞热，曲青人惊走兽占。赤色水火飞禽扑，黄色雷惊黑阴痫。长珠伤食流珠热，去蛇吐泻来蛇疳。弓里感冒外痰热，左斜伤风右伤寒。针形枪形主痰热，射指透甲命难全。纹见乙字为抽搐，二曲如钩伤冷传。三曲如虫伤硬物，水纹咳嗽吐泻环。积滞曲虫惊鱼骨，形似乱虫有蛔缠。脉纹形色相参合，医者留神仔细观。此十三种指形，筱廉实地经验，不常见，且有验，有不验，不必迷信也。

己、辨指纹各色要诀

小儿指纹，原是青络，浮络本青，何关病毒，隐隐红黄，亦为常络。鲜红深红，热窜血络，紫为热炽，黑乃血毒。

［参］《内经》谓风气通于肝，肝胆之络受风，指纹便见青色。色青而浮者，此伤风寒之候也；色青而沉者，此中阴寒之候也，故《灵枢经》曰：色青则寒且痛。青而兼紫，则为伤食，食积乃有形之物，壅遏脾胃，气机不能宣化，每致食积化火，火旺则生风，上窜肺经，则痰壅气升，刺激神经，则痉瘛昏厥。世俗便称急惊风，儿科凿分为食惊痰惊，见形取名，种种讹传，不胜枚举，皆由未曾研究病理之故耳。故陈飞霞曰：病若抑郁日久，肺脾愈困，荣卫愈涩，则风痰食热，固结中焦，纹多青而兼黑，急宜攻下，庶有生机，误认惊风，百无一救。陈氏又云：黄为中和之气，红乃文明之色，红黄隐隐，焉有不安。若鲜红多由邪闭经络，经气郁，则络气亦郁，郁则邪从火化，指纹每见深红。若婴儿中气虚弱，荣卫不充者，纹必淡莹。淡而兼红，此脾胃气虚之应也。按：指纹色紫络热之征，固已。盖因络脉中血色素本属青紫，络血郁，则纹色见青；络血热，则纹色紫而兼青。若指纹色黑，皆属络瘀。故《灵枢经》云：鱼际暴黑者，留久痹也。盖因血流久痹者，其络中炭素满布也。其症有中寒中恶之分，中秽恶，指纹则浮而紫黑，其色显明；中阴寒，指纹则沉而青黑，其色晦黯，此皆指纹分五色之原理也。石芾南云：滑

氏谓红为伤寒之说，显背经旨。余梦塘曰：儿科书中，谓紫为风，红为伤寒，青为惊，及黑是人惊，黄是雷惊之类，则是惊风家之乱谈，颠倒错乱，全不可信者也。故家严参生理学说，新诠络血之色素，发明病理，将前哲原文，一一删改以增订之。

庚、辨指纹淡滞要诀

指纹淡淡，先天素怯，脾胃本虚，慎防攻削。关纹涩滞，邪气久留，或通或攻，临证推求。

[参] 陈飞霞云：小儿禀受阳虚者，指纹四时皆淡，虽病亦止淡红淡青淡紫而已。盖淡红虚寒，淡青虚风，淡紫虚热。此等之儿，根本不坚，无论新病久病，总归于虚，大忌攻伐。如因风热与饮食相搏，荣卫阻滞，升降不通，所以指纹推之转涩，全无活泼流利之象，急宜推荡。若三关纯黑，推之不动，则为死症不治。

辛、辨色脉合参要诀

经脉络脉，《灵》《素》并阐，纹色脉象，亦要合参。纹色浮者，其脉多浮；纹色沉者，其脉多沉，纹色虚淡，脉亦多虚。随机证察，毋执一偏，草率一望，辄为病谝。

[参] 余梦塘曰：手纹与太渊脉，气本相通，乳子病看手纹，尤准于诊脉。盖看脉者，先调气息，静验病情，迟数浮沉，细细探之，方能明白。小儿常怯生人，见面每多啼哭，呼吸先乱，神志仓忙，脉病与否，焉能审确。惟手纹有色可见，啼哭亦无变更。且诊脉者，探

其神也，观纹者察其色也，辨色原易于讨神，色如是，神定如之，断无不合之理。如伤风者，脉必浮，手纹色青，亦浮露于外，原是厥阴肝，在天为风，在地为木，其色青，儿若伤风，肝木必旺，故纹青为表症，为伤风候也。邪若入里，营卫阻滞，必蕴为热，脉或长，或洪滑，或弦数，属半表半里，手纹亦半浮半沉，其色中青而外带红，此外感热症也。若脾胃积滞，阻抑中焦，食积化火，火旺生风，风动冲肺，痰气上逆，脉必沉实而滑，手纹则亦沉，其色青紫而暗。脉洪大弦数有力，为实热，手纹则深红，或紫而鲜明。若虚热者，脉洪数无力，手纹则淡红而柔软。脉迟为虚寒，手纹则淡红一线，旁有白影（白影浮于淡红之上，须斜视之乃见），阴寒直中。脉沉而迟，手纹则沉而青黑（青紫者，旁有红艳，青黑者，旁带晦暗）。脉顽硬坚劲，为无胃气，为真脏脉，纹则粗硬如露青筋，推之血不流利，亦为无胃气。由此参之，手纹与脉，其气相通，其理故同，诊脉可也，看纹亦可也。苟得其诀以扼要，谁谓指纹之不验而不可信也哉！其说如此，然必外邪深入血分，则指络形色，变而发现。但可以决病之浅深逆顺，症之寒热虚实，不能决病在何经何脏也。故先宜望面色，审苗窍，查问病源，庶有精确之诊断，而用药始能无误，业儿科者其注意之。

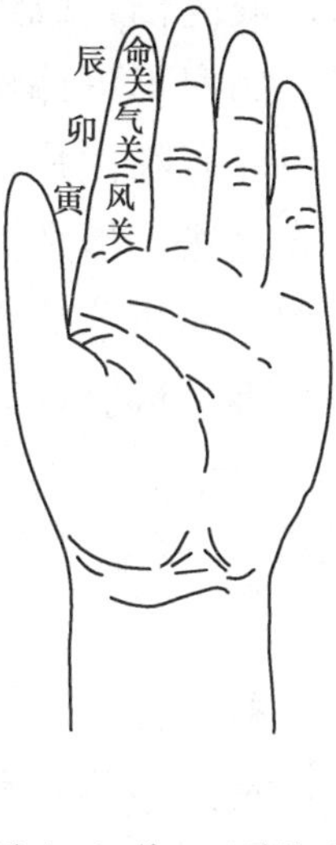

第二章 问诊纲要

未诊先问，最为有准，小儿有病，首贵详审。外感六淫，内伤乳食，有无胎毒，必先细诘。

［参］病，藏于中者也；证，现于外者也。工于问者，非徒问其证，殆欲就其现证以审其病因耳，故经谓治病必求其本，本者，受病之原因也。小儿病因，或外感，或内伤，或遗传胎中病。凡初诊大纲未定，最宜详审。病家不可讳疾试医，医者必须委曲细问。盖病有显性症，有隐性症，决无一诊而能悉知其隐微之病情也。问诊之法，虽证因错杂，但贵心有权衡，则可审其轻重真伪，而折衷于当矣。惟诊病虽须详问，仍当色脉合参，不可徇乳母或小儿之言，为其所惑。

第八节 问病因要诀

初起何因，前见何症，后变何症，详诘病情，约计十种，定为问诊，熟此要诀，乃可临证。

［参］《内经》谓一者因得之。又云：先其所因，伏其所主。查婴儿病因，有先天之因。如因父母禀受所生者，胎弱胎毒是也。胎弱者，皆因父母精血之不足也。胎毒者，皆由父母欲火之有余也。后天之因有三：一如衣太厚则热，太薄则冷，冷热之伤，此外因也；二若乳

多则饱，乳少则饥，饥饱之伤，此内因也；三若客忤中恶，坠仆所伤，此不内不外因也。若小儿至成童，外感内伤，大致与少壮相同。但因饮食自倍，肠胃乃伤者最多。故谚云：小儿病，多从食上起，若要小儿健，常带三分饥与寒。此皆临症探源之大要也。故凡初起何因，必先问明为第一要诀。

第九节　问诊十法要诀

一问寒热，二问其汗，三问头身，四问胸间，五问饮食，六问睡眠，七问饥渴，八问溲便，九问旧病，十问遗传。

［参］景岳《十问篇》云：一问寒热二问汗，三问头身四问便，五问饮食六问胸，七聋八渴俱当辨，九问旧病十问因，再兼服药参机变，见定虽然事不难，也须明哲毋招愆。虽为问法之要略，而王秉衡《重庆堂随笔》谓人皆服其周匝而犹未尽善也云云，可见问法之未易得要也。家严十问，乃当时临症之问法，与景岳同而不同者，专为儿科问诊之纲要也。

甲、问寒热要诀

寒热往来，恶寒畏热，孰重孰轻，分际宜晰。

［参］张景岳云：问寒热者，问内外之寒热，欲以辨其在表在里也。经谓人伤于寒则病为热，故凡病身热脉紧，头疼体痛，拘急无汗，而且得于暂者，必外感表证也。若无表证，而身热不解者，如非伏气，即属内

伤。以问证望色诊脉合参，自得其真，虽然伏气多属积热，内伤多属阴虚。寒者多虚，而实寒者间亦有之；热者多实，而虚热者最不可误，此寒热之在表在里，不可不辨也。王秉衡驳其问寒热云：首二条，皆是伤寒，若发热不恶寒者，温病也。纵挟新感风寒而起，先有恶寒，迨一发热，则必不恶寒矣，此伏气温病也。外感风温暑热，首先犯肺，肺主皮毛，热则气张而失清肃之权，腠理反疏，则凛冽恶寒，然多口渴易汗，脉证与伤寒迥异。经云：气盛身寒，得之伤寒；气虚身热，得之伤暑。所谓身寒者，寒邪在表，虽身热而乃恶寒也。暑为阳邪，发热即恶热，亦有背微恶寒者。曰微，仍不甚恶寒也。况但在背，与周身恶寒迥别，可不细问哉！即内证发热，亦不可专属阴虚。香岩先生云：或食积，或瘀血，或痰凝，或气滞，皆能发热，必辨证明白，庶不误治。

乙、问汗要诀

查问其汗，有汗无汗，邪汗真汗，汗少汗多，汗起何处，汗止何所，汗味咸淡，详询若何。

［参］张景岳云：问汗者，亦以察表里也。凡表邪盛者必无汗，而有汗者邪随汗去，已无表邪，此理之自然也。故有邪尽而汗者，身凉热退，此邪去也。有邪在经而汗在皮毛者，此非真汗也。有得汗后，邪虽稍减，而未得尽全者。犹有余邪，又不可因汗而必谓其无表邪也，须辨脉证而详察之。又如温暑等证，有因邪而作汗者，有虽汗而邪未去者，皆表证也。总之，表邪未除

者，在外则连经，故头身或有疼痛。在内则连脏，故胸膈或生躁烦。在表在里，有证可凭；或紧或数，有脉可辨。须察其真假虚实，孰微孰甚而治之。他如阳虚而汗者，阴虚而汗者，火盛而汗者，过饮而汗者，此汗证之有表里阴阳，不可不细察也。

外感恶寒，身偎母怀，其寒不除，汗出乃解。内伤恶寒，一投母怀，其寒即轻，不汗亦解。外感时病，寒热往来，有定期者，则为疟症；无定期者，则为别症。恶寒无汗，身热不渴，风寒表症；恶热自汗，渴不恶寒，温热里症。恶寒蜷卧，四肢厥冷，身不发热，直中阴症；恶热平卧，手足虽冷，腹中灼热，伏气阴症。凡属外感，背热于腹，但手背热，手心不热，凡属内伤，腹热于背，但手心热，手背不热。日晡潮热，外感实证；子午潮热，内伤虚症。

［参］发热无汗，邪在表也；内热便硬，邪在里也。昼若烦热而夜安静，是阳旺于阴分，其病在阳；若夜烦热而昼安静，是阳陷于阴分，其病在阴。喜冷恶热，皆属阳病；喜热恶冷，皆属此亦问症之要领也。

丙、问头身要诀

欲问头身，外内须别，属外感者，头疼身痛，常痛不止；属内伤者，头身虽痛，时痛时止。外感头痛，须辨六经，痛起脑后，甚则项强，太阳经症；痛在额前，或连目珠，阳明经症；痛在两角，或连胁疼，少阳经症；痛在巅顶，甚则肢冷，厥阴经症。太阴中湿，头痛鼻塞，腹满自利，肺脾同病；少阴中寒，头痛连脑，指甲色青，心肾同病。头仰视上，天钓暴发，头倾视深，精神将夺。头痛如破，甚则发痉，风火相煽；头痛而晕，剧则昏厥，痰火上升。头痛怕风，恶寒无汗，身热脊强，为风寒症；头疼恶风，身热自汗，鼻鼾肢瘛，为风温症。伤寒身痛，项背反张，筋甚挛急；中湿身痛，体势沉重，不能转侧。似此勘问，病有正的，若看婴儿，须望形色。

［参］张景岳云：问其头，可察上下；问其身，可察表里。头痛者，邪居阳分；身痛者，邪在诸经。前后左右，阴阳可辨；有热无热，内外可分。如头痛属表者，多因于风，是其常也。然亦有热盛于上，阳亢不能下降而痛甚者。又如头痛属里者，多因于火，其常也。然亦有阴寒在上，阳虚不能上达而痛甚者。若阴虚头痛者，举发无时；阳虚头痛者，恶寒呕恶。若问头晕头重者，亦可因之以辨虚实。凡病中眩晕，多因清阳不升，上虚而然。如丹溪云无痰不作晕，殊非真确之论。但当兼形气分久暂以察之。观《内经》曰，上虚则眩，上盛则热痛，其义可知。至于头重，尤为上虚。经曰上气不足，脑为之不满，头为之苦倾，此之谓也。又凡身痛之甚者，亦当察其表里，以分寒热。其若感寒作痛者，或上或下，原无定所，随散而愈，此表邪也。若有定处，而别无表证，乃痛痹之属。邪气虽亦在经，此当以里证视之，但有寒热之异耳。若因火盛者，或肌肤灼热，或红肿不消，或内生烦渴，必有热证相应，治宜以清以寒。若并无热候，而疼痛不止，多属阴寒，以致血气凝滞而然。经曰：痛者，寒气多也，有寒故痛也。必温其

经，使血气流通，其邪自去矣。若久病虚剧，而忽加身痛之甚者，此阴虚之极，不能滋养筋骨而然。王秉衡驳辨问头身云：第三条，阴虚头痛，叶氏云：多属阳亢，未可峻补。第四条，阳虚头痛，百无一二之证。至于眩晕，不可与头重混同立论。头晕因肝火挟痰者多，头重则属湿者多。经云邪之所在，皆为不足，上气不足，脑为之不满，耳为之苦鸣，是言邪乘虚客之，非竟言虚也。景岳于二证，皆主上虚，清阳不升，亦百中一二耳。王孟英云：头痛及项背脊腰膂臂腿诸疼，有内伤外感之别。内伤多虚，亦属气不宣行；外感多实，总由客邪阻气。李晋恒别驾，谓督是一身之总气管，知此可悟其治法矣。就余所见，此就小儿至成童，有知识而能答问者，依此问法，可为诊断之一助。若初生婴儿，则无所庸其问矣。即问乳母，亦不能知其为头痛否，为身痛否，全在医者望诊与按诊。如见其婴儿啼哭时，两眉频蹙，非腹痛，即头痛矣。按其头部发热，两太阳脉及耳前脉，跃跃震手，尤为头痛之明证。若见其身偎母怀，忽啼忽哭，项强背反，手足乱动，皆属身痛之明证。虽然头为精明之府，内含脑髓，凡属感邪外触，内热上蒸，无不关于脑神经。身为全体之总称，别于头部手足而言，凡身热体痛，项脊俱强，无不关于脊髓神经。婴儿体质柔脆，不胜外邪刺激，所以婴孩多痉厥瘛疭之候也。不明生理，不知病理之儿科，一见即称曰惊风，伪撰许多惊名以欺世，于儿科外别创一惊科，酿成惊风世界者，皆此辈造之也。噫！

丁、问胸间要诀

查问胸膈，结胸痰气，或痛或闷，清晰病机。胸痛少气，水阻痰积；胸凭仰息，其病喘喝。胸膈胀满，有虚有实；胸膈秘结，或痛或塞。

［参］张景岳云：胸在膈上，上连心肺，下通脏腑，其病极多，难以尽悉。而临证必当问者，为欲辨其有邪无邪也。凡胸膈胀满，则不可用补；而不胀不满，则不可用攻，此大法也。然痞与满不同，当分轻重。重者，胀塞中满，此实邪也，不得不攻。轻者，但不欲食，不知饥饱，似胀非胀，中空无物，乃痞气耳，非真满也。此或因邪陷胸中者有之，或因脾虚不运者有之，病者不知其辨，但见胃气不开，饮食不进，问之亦曰饱闷，而实非真有胀满，此在疑虚疑实之间，若不察其真确，未免补泻倒施，必致多误，则为害不小。倘势在危急，难容少缓，亦必先问其胸宽与否。若元气已虚，而胸膈又胀，是必虚不受补之证，若强进补剂，非惟无益，适足以招谤耳，此胸膈之不可不察也。王秉衡驳辨问胸云：叶氏谓胸膈胀满，固不可补，不知饥饱，似胀非胀，是浊气不清，但当理滞气，不宜骤用参术补住浊气而为胀。经云浊气不降，则生䐜胀，即宜补者，须分气血，虚而兼滞者，疏补宜兼，俗云虚不受补者，未知疏补兼行之法耳。愚谓胸次如天，天空则生气流行不息。然虚痞可补之证，间亦有之。气虚者宜温补，阴虚者宜滋填。若痰涎凝聚，饮食停滞，及温热疫证，邪踞膜原者，皆宜开泄为先，补药固忌，即凉润之品，亦在所

禁。恐病人言之未确，医者必手按其胸腹，有无坚硬拒按，可断其邪之聚散，最为诊要。更有内痈一证，尤当留意。

戊、问饮食要诀

病从口入，多由饮食，何物所伤，必先详诘。喜冷饮者，多内热症；喜热饮者，多里寒症。得食稍安，多属虚症；得食更甚，多属实症。冷饮能多，火盛实热；冷饮不多，津干虚热。大渴引饮，胃肠燥热；渴不引饮，脾胃湿热。胃气强者，病亦能食；胃气弱者，病不能食。好食苦者，则为心病；好食酸者，则为肝病；好食甘者，则为脾病；好食辛者，则为肺病；好食咸者，则为肾病。

［参］张景岳云：问饮食者，一可察胃口之清浊，二可察脏腑之阴阳。病由外感而食不断者，知其邪未及脏，而恶食不恶食者可知。病因内伤而食饮变常者，辨其味有喜恶，而爱冷爱热者可知。素欲温热者，知阴脏之宜暖；素好寒冷者，知阳脏之可清。或口腹之失节，以致误伤，而一时之权变，可因以辨。故饮食之性情，所当详察，而药饵之宜否，可因以推也。故凡诸病得食稍安者，必是虚证。得食更甚者，或虚或实皆有之，当辨而治也。王秉衡驳辨问饮食云：得食稍安者，必是虚证，未尽然也，痰火证虫证，皆得食稍安。而痰火证更有初服温补极相安者。其中消善食，属于火者，是实证矣。亦有火盛反不能食者，胃热不杀谷也。更有阴液久耗，胃阳陡越之阴中证，能食善饥，俨如消证，但脉必

虚大，按之虚软无神，纵与大剂填阴，亦不救也。虽不多见，不可不知。至于热证喜饮，寒证恶饮，人皆知之。而热证夹湿夹痰者，亦不喜饮，或喜沸饮，皆不可误指为寒也。喜饮而不多者，古人但以为阴虚，而不知亦有夹痰饮者。

己、问睡眠要诀

欲问睡眠，最宜察实。不食不眠，胃多积食；嗜睡恶饮，脾多积湿。睡中咬牙，将病风热；睡中惊窜，将发抽搐。睡时忽咳，痰滞食积；睡时狂叫，猝惊胆怯。邪在阳分，朝热暮凉；夜可安眠，邪陷阴分。暮热朝凉，夜不安眠；阴虚恶阳，夜静昼烦。暮能宁睡，阳虚恶阴；旦安暮乱，夜难熟睡。

［参］睡者，倦而闭目也；眠者，翕目而寐也。外感初起，多睡兼身重者，湿热阻滞于经脉也。内伤脾虚，有痰而多睡者，寒湿凝滞于中焦也。不论外感内伤，伏热灼阴，二便俱利而身痛多睡者，阴伤也。他如阳明之为病，卧不安者，胃不和也。少阴之为病，但欲寐者，邪陷心脏也。似睡非睡者，心神内亏也。神昏沉睡者，心窍内闭也，一问即可诊断其病情矣。即诊察小儿时，亦以其睡眠中为最便。

庚、问饥渴要诀

饥者甘食，食不暇择。饥而善食，胃火剧烈；若中消者，多由虫蚀。饥不欲食，肝阳郁极；如吐蛔者，须防发厥。脾疳虫积，腹饥难耐；恣食泥炭，胃气易馁。

渴者甘饮，随症辨明。实热之渴，大渴引饮；湿热之渴，渴不引饮。虚热之渴，渴喜热饮；风火之渴，渴喜冷饮。口干消渴，肝胃热病；口燥不渴，脾胃湿病。先渴后呕，水停心下；脾胃不和，先呕后渴。火烁胃液，肝胃不和。症属虚寒，口多不渴；症属实热，口多燥渴。

［参］饥，饿也。渴，欲饮也。饥者易为食，渴者易为饮，此生理之常也。若病则有饥不欲食者，渴不引饮者。凡小儿胃中嘈杂，饥不能耐者，除外感症外，其病有三：一因胃火中烧，二因虫饥求食，三因肝火挟痰。至若问渴，张景岳云：问渴与不渴，可以察里证之寒热。而虚实之辨，亦从此见。凡内热之甚，则大渴喜冷，饮水不绝，而腹胀便结，脉实气壮者，此阳证也。若口虽渴而喜热不喜冷者，此非火证，中寒可知，既非火证，何以作渴？则水亏故耳。凡病人问其渴否，则曰口渴，问其欲汤水否，则曰不欲。盖其内无邪火，所以不欲汤水；真阴内亏，所以口无津液，此口干也，非口渴也，不可以干作渴治。若阳邪虽盛，而真阴又虚者，不可因其火盛喜冷，便云实热。盖其内水不足，欲得外水以济，水涸精亏，真阴枯也，必兼脉证细察之。王秉衡驳辨问渴云：喜热饮为中寒水亏，叶氏云，水亏则内热，岂有中寒之理。凡喜热饮者，皆郁滞不通畅，故得热则快，得冷则遏，并非水亏也。若水涸精亏者，宜滋阴，反用热药，是杀之也。其曾孙王孟英云：渴喜热饮，渴不多饮，湿热证多有之，皆属痰饮阻遏气机耳。

辛、问溲便要诀

详询溲便，或通或塞，为燥为溏，为清为浊，青黄赤黑，辨明形色，虚实寒热，方能深悉。

［参］张景岳云：二便为一身之门户，无论内伤外感，皆当察此，以辨其寒热虚实。盖前阴通膀胱之道，而其利与不利，热与不热，可察气化之强弱。凡患伤寒而小水利者，以太阳之气未剧，即吉兆也。后阴开大肠之门，而其通与不通，结与不结，可察阳明之虚实。且也大便通水谷之海，肠胃之门户也。小便通血气之海，冲任水道之门户也。二便皆主于肾，本为元气之关，必真见实邪，方可议通议下。否则最宜详慎，不可误攻。使非真实而妄逐之，导去元气，则邪之在表者，反乘虚而深陷，病因内困者，必由泄而愈亏。所以凡病不足，慎勿强通。最喜者小便得气而自化，大便弥固者弥良。营卫既调，自将通达，即大便秘结旬余，何虑之有！若滑泄不守，乃非虚弱者所宜，当首先为之防也。凡小便，人但见其黄，便谓是火，而不知人逢劳倦，小水即黄。焦思多虑，小水亦黄；泻痢不期，小水亦黄；酒色伤阴，小水亦黄。使非有或淋或痛热证相兼，不可因黄便谓之火，余见逼枯汁而毙人者多矣。经曰中气不足，溲便为之变，义可知也。若小水清利者，知里邪之未甚，而病亦不在气分，以津液由于气化，气病则小水不利也。小水渐利，则气化可知，最为吉兆。若大便热结，而腹中坚满者，方属有余，通之可也。若新近得解，而不甚干结，或旬日不解，而全无胀意者，便非阳

明实邪。观仲景曰：大便先硬后溏者，不可攻。可见后溏者，虽有先硬，已非实热。矧夫纯溏而连日得后者，又可知也。若非真有坚燥痞满等证，则原非实邪，其不可攻也明矣。王秉衡驳辨问溲便云：中气不足，溲便为之变，不可因溺黄而谓之火，强逼枯汁以毙人。叶氏谓：妄用通利，则逼枯汁，如养阴清热，何至逼枯汁。若经言变云，非云小溲黄赤也，统指二便异于常时也。小溲或不禁，或淋漓，短少频数，或清而多，大便或滑泄，或燥结，皆异于平日之调和，故谓之变。况劳倦焦思，泻利酒积为湿火；若暑热下痢，小便淋痛，乃邪火。当分别而治，不可云无火，而用温补以误人。经言邪之所在，皆为不足，因不足而邪客之为病，后人脱却上文邪之所在句，竟言虚而用补，谬矣。大便亦要调和，若愈固者，乃燥结也，当濡养为主。或固结在老年，防有噎膈之患，不可云弥固弥良。愚谓大便固结，必胸腹舒泰，饮食能安，圊不努挣者，始谓可喜。溏而频解，解而腹中始为快者，此《内经》所云得后与气，则快然而衰也。否则非痰饮内阻，则气郁不宣。即泄泻在温热暑疫诸病，正是邪之去路，故不可一问溏泻，辄以为虚寒，而妄投温补止涩也。须问其解之热与不热，色之正与不正，必不觉其热，而稀溏色正者，始可断为中气不足也。更有痈疽痘疹将发，而吐泻先作者，前辈皆不说明，故详赘之。

壬、问旧病要诀

小儿旧病，癖积最多。痫症哮病，皆属沉疴。凡成疳痨，多由虫积；凡成谷痨，多由食亦；凡变奶痨，多由乳缺。似此六症，皆为夙疾。临症探源，必先究诘。痘疹经过，尤须问及。

［参］旧者故也，新之对，《内经》谓新病未已，故病复起者，近世所谓夹症是也。夹症者，或夹伏气，或夹内伤，或夹夙病，新旧夹发也。叶天士所谓兼别病累瘁，须细体认也。故凡治儿病，寒者温之，热者清之，虚者补之，实者泻之，其常也。若遇有内伤夙病之人，适患外感时病，不得用峻汗峻攻之法。必参其人之形气盛衰，客邪微甚，本病之新久虚实，向来之宜寒宜热，宜燥宜润，宜降宜升，宜补宜泻。其间或夹痰，或夹瘀，或夹水，或夹火，或夹气，或夹食，或夹癖，或夹虫。务在审证详明，投剂果决，自然随手克应。故治外感夹内伤者，首必辨其虚中实，实中虚，最为要诀。临症时必先问其旧病者，观其现在，查其既往，防其将来，此断病要法也。

癸、问遗传要诀

凡胎中病，皆属遗传。孕时不谨，胎气熏染。推原其因，学说繁杂。提要查问，寒热虚实。恣食生冷，任卧贪凉，则为胎寒；好食煎炒，多烘火炉，则为胎热。一寒一热，其证不一。父强母弱，生女必怯；父弱母强，生男必弱。胎禀不足，皆为胎弱；胎火有余，则为胎毒。最剧烈者，遗传霉毒。

［参］《小儿卫生总微论》曰：儿自生下至一腊前后，有病者为胎中病。多是未生之前，在母胎妊之时，

母食毒物，胎有所感，至生下之后，毒气发而为病。又有母于娠妊之时，失于固养，气形勿充，疾疢因之。故《圣济经》言病生于中者，与生俱生也。万密斋云：小儿自周岁有病者，皆为胎疾，其中惟胎毒为最多。如思虑之妄，火生于心；恚怒之发，火生于肝；悲哀之过，火生于肺；酒肉之餍，火生于脾；淫佚之纵，火起于肾。五欲之火，隐于母血之中，即是毒也。男女交媾，精气凝结，毒亦附焉，此胎毒之原也。观东垣红瘤之说，丹溪胎毒之论，则胎毒之繁可见矣。如谓儿在母腹，饥则食母之血，渴则饮母之血，及其破胎而出，口有余血，拭之不净，咽下腹中，是谓胎毒。岂知口内之血，乃母临产恶露，渍入口中，未必是母腹中所衔之血也。既云咽下腹中，则入于大肠界，从大便出矣，安得留在命门，待时而发耶！丁仲祜云：遗传病，如偻麻质斯、癌肿、心脏瓣膜病、痛风等，时有遗传他人。或传易罹此等疾病之素因于他人者。故凡欲问遗传，则其人之父母兄弟、祖父母、伯叔伯母等，均必事无巨细，一一有以详加审问之。有父母虽无遗传之疾病，而其远祖尚能遗传之者。凡癫病、精神病，概为遗传。其问否，大有影响于其定治疗法与豫后者也。校以上十问，虽为家严诊断之心传，然诊断小儿之病患，与成人迥殊。小儿不能自述其病状，而遇非所素亲狎之人，又或示憎恹，或且啼泣，既不能自述其病状，则不能详悉检查其现症，是当追问既往症于其父母，或看护者。且须详询父母健否，有无结核等之遗传病；妊娠中母体若何；小儿之血族生死若何，如有死亡者，则为何种病症；哺乳之关系若何，为生母耶，为乳母耶，为人工营养法耶；生后若干月，始发生乳齿，其后之经过良否。其他询问住居、姓名、年龄，生后曾否患麻疹痘疮等，与成人同。日本汉医大家，如和田东郭辈曰：小儿胎毒系先天，而世医不知之，或言分娩时误饮瘀血，为可笑。凡诊其毒，先以指头按肋下，必有凝结，而因其缓急，可察毒之轻重。又面色晦白，或暗黑，或过光泽，皆属胎毒也。若受父母梅毒者，最为难治。患梅毒者，兼发痘疮，尤多危候。即龟胸龟背，由霉毒而成亦多。芽儿衄血，且鼻塞者，亦属胎毒。他如狂喘痨三症，多属胎毒。毒攻心中者曰狂，攻骨骴者曰痨，攻胸膈者曰喘，其根同而枝叶异也。若狂愈而变痨者，必死。若哑者，系胎毒壅闭上部也。耳不聋者可治，耳聋者不治。若腋臭及聤耳有脓者，皆属胎毒。若幼时患哮喘者，一旦治愈，后有发痴痫或心风者，皆系先天遗毒，故为难治。若患痫治愈，后变哮喘者，又有幼小无事，少壮始患癫痫狂心风者，亦系先天遗毒。但因其人体气有迟速耳，吾门即名之曰胎病（胎病名出于《素问·奇病论》，可以征焉）。

第三章 闻诊纲要

中医听声，闻其五音，以别其病，病无遁情。

［参］声者，耳官之所感觉者也。凡人声管与肺气相激荡，则成声。声成文者谓之音。如《礼乐记》注：单出曰声，杂比曰音是也。古以其清浊高下，分为宫商角徵羽五音，乐器用之为标准，医科用之为闻诊。如陈廷芝《难经辨疑》曰：五脏有声，而声有音，肝声呼，音应角，调而直，音声相应则无病，角乱则病在肝。心声笑，音应祉（别作徵），和而长，音声相应则无病，祉乱则病在心。脾声歌，音应宫，大而和，音声相应则无病，宫乱则病在脾。肺声哭，音应商，轻而劲，音声相应则无病，商乱则病在肺。肾声呻，音应羽，沉而深，音声相应则无病，羽乱则病在肾。观此，则医者果能静心察之，知表里脏腑寒热虚实诸病之情态，庶无所遁矣。

既明望问，细听其声。痛实声浊，寒虚声轻。噪喊热甚，遽叫神惊。啼声不出，难望求生。

［参］《幼科金鉴》歌诀云：嗞煎不安心烦热，嗄声声重感寒风，有余声雄多壮厉，不足声短怯而轻。其注曰：嗞煎不安者，乃心经内热，故烦躁不宁也。嗄声，音哑也；声重，声浊也，此为外感风寒也。有余之症，其气实，故声雄大而壮厉。不足之症，其气虚，故声怯

弱而轻短。按：风寒犯肺，声重音嗄者，实因肺气不宣，痰阻声管，音不清而其声似哑也。《金鉴》原注，尚欠明晰。

心系急者，多言笑声；肝系急者，多狂呼声；脾系急者，多歌唱声；肺系急者，多悲哭声；肾系急者，多呻吟声。似此五音，脏病相应；原其病理，交感神经。综而言之，声音臭味，载在《难经》。耳鼻并用，一一辨清。照此察病，病情分明。

［参］《内经》谓里撷筋骨血气之精，而与脉并为系，上出于脑后，入于项中。观此，则古人所谓系者，即脑系也，近世所谓神经系是也。如心系急则笑，肺系急则哭等症，虽由脏性之各异其情，实皆五脏各有交感神经之作用也。《幼科金鉴》歌诀云：诊儿之法听五声，聆音察理始能明，五声相应五脏病，五声不和五脏情。心病声急多言笑，肺病声悲音不清，肝病声呼多狂叫，脾病声歌音颤轻，肾病声呻长而细，五音昭著症分明。其注曰：小儿之病，既观其色，又当细听其声。盖笑呼歌悲呻五声，内应心肝脾肺肾五脏也。五声不和，则知五脏有病之情矣。如心病则声急喜笑，肺病则声悲音浊，肝病则声狂叫多呼，脾病则声颤轻如歌，肾病则其声长细如呻吟。歌与诀虽属分明，然尚不知内脏之有交感神经之作用也。

第十节　闻声音要诀

寒则声静，热则声噪；虚则声低，实则声高。声战为寒，声壮为热；声塞为痰，声浊为湿。声重鼻塞，皆风寒症；声哑气逆，多风痰症。若声浊者，多痰火症。气衰声微，多属虚症；气盛声响，多属实症。腹中雷鸣，肠风飧泄；闻声即惊，肝虚胆怯。

［参］闻声，听病儿之声音呼吸也。闻诊法者，医生闻病儿自现其病状，据之以与自己之学问经验，互相比较，为诊断材料者也。若声音清朗如常者，形病气不病也。始病即气壅声浊者，邪干清道也。攒眉呻吟者，头痛也。摇头而语，以手扪腮者，齿颊痛也。噫气以手抚心者，中脘痛也。摇头而言者，胸腹痛也。呻吟不能转身，坐而下一脚者，腰痛也。呻吟不能行步者，腰脚痛也。暴哑者，风痰伏火，或怒喊哀号所致也。若久病形羸声哑者，为童子痨。喉中有肺花疮也。此皆闻诊之大要也。

第十一节　闻啼哭要诀

哭而无泪，多属燥症；哭而多泪，多属痛症。啼而不哭，多腹痛症，哭而不啼，多惊痓症。忽然惊啼，肝火冲心；骤然狂叫，胃热蒸心。

［参］小儿能言语后而哭泣者，固必自鸣其心身之苦痛也。然其泣之原因，或为痛痒，或欲食物，大人尚易悟之。若至惟以啼泣为自鸣意志者之赤子（不能言者），则其泣声，宛为言语之代表矣，为亲者可不注意之乎！即其泣也，未必如大人所思及之苦痛，又未必为饮母乳。或衣服之不适肤也，或腹痛、或发热也，均无

一不为啼泣之因焉。育儿者，宜常侍小儿身侧，诊断其何以啼泣之故。若单哺以乳汁，欲止其啼泣者，是非直为无智之母，且为不慈爱之人矣。然苟检视小儿身上无有异常，而泣仍不止者，是必为腹痛发热之故。腹痛时之泣法，其声为オギヤオギヤ，其下肢常向腹部牵动。又虽其状如是，而或泣或止者，是腹痛有间断之征也。若腹痛如刺如切，泣声ギャギャ，宛若呼吸断绝，以手抚其腹部，则抵抗力甚强者，恐其为便秘也。

第十二节　闻呼吸要诀

呼吸困难，肺痰上塞；呼吸喘急，肺气上逆。猝中风热，喘鸣肩息，气不接续，语言吸吸。呼而音嘶，则为鸦声；呼无转音，则为直声。吸而微数，病在中焦；实者当下，虚者不治。上焦吸促，下焦吸远。呼吸动摇，此皆难治。

［参］呼者，嘘气外出也；吸者，引气内入也。呼则出，吸则入者，肺气一涨一缩之外候也。三岁以下之小儿，其呼吸专营于横膈膜（腹式），故浅而频数。一分时呼吸之数，于生后数月内，为三十五（睡眠时）至五十（醒觉时）；至二岁后，则为三十；六岁后，则为二十以下。其年龄次第增长，则呼吸数即次第减少。欲静听小儿之呼吸数，而审其安适与否，则当以呼吸数与脉搏，两两比较。平时一呼吸运动间，其脉搏为三半至四。若呼吸困难之际，则此之关系亦变，一呼吸运动间，其脉搏仅二至三。其呼吸困难，因补助筋之皆动

（鼻翼颈筋紧张），与胸廓下部（即沿横膈膜之附着部之处）之陷没而知。然横膈膜动作旺盛之时（例如啼泣时），呼吸实不困难，而其胸廓下部亦陷没者，此因软弱肋骨之强度，对于收缩之横膈膜，其抵抗力微弱故也。他如生后三月内之小儿，或佝偻病性之小儿，其肋骨俱软弱者，其胸廓下部亦俱陷没，此虽于安静呼吸之时，亦可辨之。

第十三节　闻咳声要诀

声哑而咳，寒水伤肺；声破而咳，痨热损肺。连声而嗽，则为顿咳；气呛无痰，则为干咳。饮咳稀痰，燥咳粘痰，火咳无痰，痨咳胶痰。痰声漉漉，多属肺绝；久病呛呃，多属胃绝。

［参］小儿严寒时，偶闻咳嗽声，干燥轻小而痛者，急性喉头炎也。其吼声尤剧者，实扶的里亚之喉证也。呼气短而吸气长者，为百日咳。咳嗽之声，宽而且湿，而身体有热者，恐为肺炎。常人虽仅知此，则闻儿之咳声ユンコンヒコ者，已可约知其为百日咳。而闻女之咳声コホンコホヒヒ者，已可约知其为实扶的里亚矣。若小儿咳嗽兼呕吐者，病不足惧。咳嗽之声本大，继而其声忽无者，极危险之症候也。

第十四节　闻痫声要诀

声如羊叫，则为心痫；声如犬叫，则为肝痫；声如牛叫，则为脾痫；声如鸡叫，则为肺痫；声如猪叫，则为肾痫。此为五痫，仲阳所传，历代相衍。

［参］痫者，脑神经病也。卒然倒仆，口吐涎沫，为羊豕之声，手足搐搦者是也。俗亦谓之羊痫风。钱氏《小儿直诀》云：五痫皆随脏治之，每脏各有一兽。如羊痫，目瞪吐舌，羊叫，心也；犬痫，反折上窜，犬叫，肝也；牛痫，目直视，腹满，牛叫，脾也；鸡痫，惊跳，反折手纵，鸡叫，肺也；猪痫，如尸吐沫，猪叫，肾也。五痫重者死，病后甚者亦死。按：痫发作羊犬声者，乃声管为风痰梗塞，故特发异声，不必强以五畜按五脏也。《千金》引徐嗣伯风眩论，谓痰热相感而动风，风火相乱则闷瞀，故谓之风眩，大人曰癫，小儿则为痫，其实则一云云。巢氏《病源》亦曰十岁以上为癫，十岁以下为痫。是癫痫癫狂之病，六朝以前，未尝不知病在于脑。唐宋以降，则不复知癫痫即顶巅之巅，遂有五痫五兽，分属五脏之说。观《病源》五癫，尚不以五脏立论。《外台》癫痫门中，亦无此说。则钱氏所谓五脏各有一兽云云，犹出唐人以后，殊不足据。总之，痫为脑神经病，灼然无疑，又何必强以五脏妄为分别。且治法既同，尤可见分脏论症，穿凿附会，本无实在理由可言矣。此条歌诀，悉宗钱氏，殆以历代相沿，取其通俗耳。

第十五节　闻语言要诀

谵语为实，狂言怒詈；郑声为虚，如梦如呓。寒病懒言，热病多语。言壮为实，言轻为虚。出言迟懒，先轻后重，内伤虚证；出言雄壮，先重后轻，外感邪盛。

［参］语者，二人相对而谈也；言者，发声以表意思也。故发端曰言，答述曰语。凡小儿语言声音，不异于平时为吉，反者为凶。闻而知之者，寒主静则少语，热主烦则多语。虚则声细，实则声壮。他如言迟者风也。语言謇塞者，风痰也。声如从室中言者，中气之湿也。多言者，火之用事也。病未久而语声不续者，其人中气本虚也。言而微终日乃复言者，正气夺也。衣被不敛，言语善恶，不避亲疏者，神明之乱也。诊时独言独语，不知首尾者，内伤心神也。此皆闻语言之大要也。若精而求之，则以五脏有五声，以合于五音者为常，变则病生。其义蕴载于《素问》《金匮》者居多，精研儿科学者，尤当悉心参考焉。

第十六节　闻臭味要诀

口喷臭秽，为牙疳证；咯痰腥臭，为肺痈证。大便酸臭，气难闻者，肠积热症；大便生腥，气清冷者，霍乱寒症。小便臭浊，为湿热症；小便味甜，为下消症。

［参］清前哲王秉衡曰：闻字虽从耳，而四诊之闻，不专主于听声也。戴麟郊先生《广温疫论》，辨证最细。谓疫证必有秽浊之气，鼻官精者，可以闻而知之也。愚谓闻字实有二义，虽非疫证，凡入病室，五官皆宜并用。问答可辨其口气，有痰须询其臭味。榻前虎子（即溺器），触鼻可分其寒热。痈疡脓血，审气即知其重轻。

余如鼾息、肠鸣、矢气之类，皆当以耳闻者。古人但主乎呼歌呻哭数字，固矣。家严特增闻臭味要诀，非但补儿科学所未备，实为闻诊推广其义也。

第四章 按诊纲要

一按囟额，二按胸腹，三按冲任，四按手足，五按冷热，此皆要诀。从详分按，较脉准凿。

［参］按者，谓以手下抑，抑按皮肉也。周于蕃曰：按而留之者，以按之不动也。按字从手从安，以手探穴而安于其上也。以言手法，则以右手大指面直按之，或用大指背屈而按之，或两指对过合按之。其于颅囟手足，则以三指按之。于胸腹，则以掌心按之。宜轻宜重，以当时相机行之。

第十七节 按囟额要诀

轻捻儿头，摸其颅囟，不作声者，则无病情。大小囟门，按之充实，其儿必寿，可为预测。大囟空虚，按之不实，或底或凹，禀虚之质。小囟虚软，按之不坚，禀赋血弱，多病难健。欲探其病，三指按额，仿诊脉例，外候最切。儿头在左，举左手候；儿头在右，举右手候。食指近发，则为上部；名指近眉，则为下部。外感温风，三指俱热；表里俱寒，三指冷冽。上热下寒，食中指热；设若大惊，名中指热；设若停食，食指独热。

［参］首骨曰颅，脑盖曰囟。小囟，曰前囟门；大囟，曰后囟门。前清熊运英曰：前囟门，乃禀母血而

充；后囟门，乃受父精而实。若前后囟门充实，其儿必寿。如父之精气不足，耽嗜酒色，令儿后囟空虚不实。如母之原禀不足，血弱病多，令儿之前囟虚软不坚，多生疾病。如父母气血俱不足，其儿必夭，其父母亦不能保其天年也。前囟，即道家所谓泥丸宫。后囟，即脑顶门中名百会穴。前后囟门俱不合，名曰解颅，皆因先天精气之不足耳。此条首按颅囟者，盖因乳子初生，与儿童诊察各别，先探其禀受之虚实也。若按额法，于额前眉端发际之间，以名中食三指，照诊脉式，按而候之，此《幼科心鉴》相传之法。殆因乳子脉不可凭，故以此法代切脉耳。前清推拿专家，如夏氏卓溪《家传探病秘诀》云：以吾三指按儿额，感受温风三指热；三指按兮三指冷，内伤饮食风寒袭。可见以望为主之夏鼎，亦常用按法，以诊察乳孩之病也。

第十八节　按胸腹要诀

按胸之法，自胸及膈。拒按与否，可断虚实。其症虚者，软而喜按；其症实者，坚而怕按。按之硬痛，则为结胸；不痛而突，则为鸡胸。次按虚里，与脉相应。虚里高者，寸口亦高；寸口结者，虚里亦结。孩脉难凭，惟揣虚里。确有可据，能知病理。按有二候，浅按便得，深按却无，气虚之候；轻按洪大，重按虚细，血虚之候。按腹之要，以脐为先，脘与满腹，尤要摩勘，脐名神阙，神气之穴。重按有力，其气应手，神气内守；按之虚陷，如指入灰，神气失守。若按三脘，抚之不滞，胃气平和，中无宿滞。凡满腹痛，喜暖手按，多属寒症；喜冷物按，多属热症。喜重按者，多属虚症；拒重按者，多属实症。

［参］《内经》谓胸腹者，脏腑之郭也。考其部位层次，胸上属肺，胸膺之间属心；其下有一横膈，绕肋骨一周，膈下属胃；大腹与脐属脾；脐四周又属小肠；脐下两腰属肾；两肾之旁及脐下，又属大肠；膀胱亦当脐下，故脐下又属膀胱；血室乃肝所司，血室大于膀胱，故小腹两旁，谓之少腹，乃血室之边际，属肝；少腹上连季胁，亦属肝；季胁上连肋骨，属胆。胸与腹向分三停，上停名胸，在膈上，心肺包络居之，即上焦也。膈下为胃，横曲如袋，胃下为小肠，为大肠，两旁右为肝胆，左为脾，是为中停，即中焦也。脐以下为下停，有膀胱，有冲任，有直肠，男有外肾，女有子宫，即下焦也。故胸腹为五脏六腑之宫城，阴阳气血之发源。若如知其脏腑何如，则莫如按胸腹，名曰腹诊。腹诊之法，详见于《难经·四十八难》杨玄操丁德用注。此医家四诊之外，不可缺之事也。但历代医书，未见有详论者。张志聪《伤寒论集注》云：中胃按之而痛，世医便谓有食，夫胃为水谷之海，又为仓廪之官，胃果有食，按必不痛。试将饱食之人，按之痛否？惟邪气内结，正气不能从膈出入，按之则痛。又胃无谷神，脏气虚而外浮，按之亦痛。若不审邪正虚实，概谓有食，伤人必多。又按者轻虚平按，若按不得法，加以手力，未有不痛者。又患肿胀腹满之症者，视其腹之形色，按其腹之坚软。再或幼科童稚，未免伤于食者，故亦按之，此挽近诊腹

之一法也。乃近世专门儿科，独望闻问三诊，而不按胸腹，亦未免草率之甚矣。凡按胸腹，医必先温其手，否则病儿受惊，腹壁变硬，不能达诊断之目的。尤宜按摩数次，或轻或重，或击或抑，以察胸腹之坚软，拒按与否，并察胸腹之冷热，灼手与否，以定其病之寒热虚实。又如轻手循抚，自胸上而脐下，知皮肤之润燥，可以辨寒热。中手寻扪，问其痛不痛，以察邪气之有无；重手推按，察其硬否，更问其痛否，以辨脏腑之虚实，沉积之何如，即诊脉中浮中沉之法也。虽然胸腹部之脏器甚多，即其一器，有视诊、触诊、打诊、听诊，及检查内容物等区别，故欲一一述之，非数十章不可。今试以最简单最紧要之学说，略述一二于次。

一、小儿胸廓诊法。胸廓为心肺二神所居之宫殿，其形状如何，急宜注意。年龄加长后，见其宫殿此处曲屈，彼处洼下，则难乎为治矣。然在幼稚之小儿，尚可急起而矫正之。其次胸廓臌大如桶，或如鼓身，名曰膨胸。呼吸时胸廓缩张甚少者，为肺气肿。反之锁骨上下凹入，肋骨根露出外方，肩胛骨张离若翼者，名曰缩胸。为肺痨质，有结核素因之人，乃若是也。又有一侧臌胀者，为一侧之气肿。或有一侧缩小者，为肋膜炎之病后也。

二、腹部诊法。宜使小儿裸体仰卧，集合其两足于一处为要。然在暖室法不备之家，则易罹寒冒，不得已，任小儿着衣服，以手由股间伸入而检查之。若腹部臌胀且硬者，大约为便通不足，或胃扩张，或胃肠病等。若其胀法甚强，手所感之抵抗力非常大者，是或为鼓肠腹水腹膜炎等。如果为鼓肠，则手抚之如压气枕也。如果为腹水，则当有液体之波动。如果为腹膜炎，则虽稍触之，其痛甚烈者也。其次为下腹之右方，有大痛，手上觉有块物或瘤样者，是可断之为盲肠炎。又小儿啼泣不止，似其腹部甚痛，以手压之，则觉其痛渐缓者，概为胃痛肠痛，较不足恐惧者也。但是上等感觉，均非熟练之结果，不能辨别之，读者幸勿为轻率之判断也。至若虚里，在左乳三寸下，脉之宗气也，即左心房尖与总脉管口衔接之处。以手按之，可察心机之强弱，及其心房之麻痹，故按胸之后，必按虚里。按之微动而不应者，宗气内虚。按之跃动而应衣者，宗气外泄。按之应手，动而不紧，缓而不急者，宗气积于膻中，是为常。按之弹手，洪大而搏，或绝而不应者，皆心胃气绝也，病不治。虚里无动脉者必死，即虚里搏动而高者，亦为恶候。魏柳州云：凡治小儿，不论诸证，宜先按虚里穴，若跳动甚者，不可攻伐，以其先天不足也。幼科能遵吾言，造福无涯，此千古未泄之秘也，珍之贵之。多纪茝庭曰：痘疹发热疑似者，诊虚里，其动亢盛及缺盆者，痘也。此动无者，他病也。余得此诀于小川柽斋，而验之果然。南阳曰：脉候有热，而腹候无热者，是表热，而其热易去也。按腹而热如烧手掌者，是伏热，而其热不易去也。小儿暴热，其轻重难以脉辨，而诊腹可以决定矣。若心下动而其热烙手者，尤不可忽。玄祐曰：小儿蛔病，诊腹有三候：腹有凝结如筋而硬者，以指久按，其硬移他处，又就所移者按之，其硬又移他处，或大腹，或脐旁，或小腹，无定处，是一候也。右手轻轻按腹，为时稍久，潜心候之，有物如蚯蚓蠢动，隐然应手，甚至腹底微鸣，是二候也。高低凸凹，如畎亩状，熟按之起伏聚散，上下往来，浮沉出没，是三候也。合而观之，腹诊之重要如此，宜乎东洞吉益曰：腹为有生之本，百病之根，故诊病必按其腹。富士川氏曰：听诊打诊等，诊断法未备之时，腹诊实为唯一之诊断法。和田启十郎云：此言以听打二诊，与腹诊同一视之，稍有差误，其实听打只于呼吸血行二器病有效，余皆不见其用。独腹诊为诊定病之发于腹内诸器，影响于身体各部者之最大要法。而疾病中十之七八，悉由其腹部所生，故东洞先生之言，为不诬也。

第十九节　按冲任要诀

按冲任脉，分部细诊，左动属冲，右动属任。冲动病剧，里急气逆，上冲作咳，为厥为呃。任脉动跃，阳盛阴虚，男结七疝，女则瘕聚。久泻久痢，冲任动跃，其病皆危，医弗用药。

［参］《内经》谓冲脉任脉，皆起于胞中，上循背里，为经络之海，其浮而外者，循腹右上行，会于咽喉，别而络唇口。《伤寒论》谓之脐间动气。李志锐所谓饮食入胃，取汁变赤，由营卫上入于心，由心分布其重浊之汁，入冲脉化血，精华之汁，入任脉化精，冲是一身之总血管，任是一身之总精管者是也。凡按诊脐间动脉者，密排右三指，或左三指，以按脐之上下左右，动而和缓有力，一息二至，绕脐充实者，肾气充也。一

息五六至，冲任伏热也。按之虚冷，其动沉微者，命门不足也。按之热燥，其动细数，上支中脘者，阴虚气冲也。按之分散，一息一至者，为元气虚败。按之不动，而指如入灰中者，为冲任空竭之候。且可辨其假寒假热，按冲任脉动而热，热能灼手者，症虽寒战咬牙，肢厥下利，是为真热而假寒。若按腹两旁虽热，于冲任脉久按之无热而冷，症虽面红口渴，脉数舌赤，是为真寒而假热。总之，冲任脉动，皆伏热伤阴。阴虚火动之证，平人则发病，病人则难治。惟素有肝热者，亦常有之，尚无大害。若素禀母体气郁，一病温热夹食，肠中必有积热，热盛则冲任脉动。动而低者热尚轻，动而高者热甚重，兼虚里脉亦动跃者必死。如能积热渐下，冲任脉动渐微，及下净而冲任脉不动者多生。若冲任脉跃震手，见于久泻久痢者，乃下多亡阴之候，病终不治。

第二十节　按手足要诀

先按其手，指冷如冰，伤风兼寒；指梢头热，夹食伤寒。手如数物，势将抽掣；手撒不收，症多脱绝。掌中寒者，腹中亦寒，掌中热者，腹中亦热。手背热者，背上亦热，为新感证；手心热者，小腹亦热，为伏气证。指甲青者，心痛肝绝；指甲黑者，血瘀筋绝；若指甲白，久病虚极。次按其足，足心热者，多属热证；足胫冷者，多属寒证。仰睡脚伸，亦属热证；覆卧脚蜷，亦属寒证。足冷而晕，气虚脱证；足肿至跗，气虚寒证。按其手足，手热足冷，汗多妄言，为暑湿病；头疼发热，为夹阴病。

［参］手者，人体上肢之总名也，凡所以持物者多称手。足者，人体下肢之总名也，凡所以踢物者多称足。《难经》谓手三阴之脉从手至胸中，手三阳之脉从手至头，足三阴之脉从足至胸，足三阳之脉从足至头。观此，则手足之寒热，关系于经络之运行，血脉循环之所及也。夏禹铸曰：指爪属筋余，脾为之运，小儿指尖冷，主惊厥。中指独热者属寒，中指独冷者，分男左女右，为痘疹发见之象，其或掌心冷，而十指或开或合者无治。周于蕃曰：小儿拳四指已握，而大指加于四指上者，男顺女逆，小儿拳大指先屈入掌中，而四指加于大指上者，女顺男逆。小儿拳将大指插入食指叉而后握之，无论男女急慢惊风，均属险症，三岁内以至十岁外，皆可以此决之。张筱衫曰：脾主四肢，四肢厥逆，有寒有热，三阴证四肢厥冷，人所习见者，寒厥也。厥，尽也。阳尽而阴生，故四肢冷也。若热厥较寒厥尤多，经云热深厥亦深，热微厥亦微，同此厥逆，寒热攸分，生死立判，以之辨证，则手足尤为至要。

第二十一节　按冷热要诀

凡证冷热，按而得之。遍身俱热，外感无疑。肚热脚冷，伤食须知。脚热额冷，因惊致斯。耳足皆寒，头身发热，恐为痘疹，辨宜精切。

［参］似此诊法，一按便知，故不赘述。

腹与胸分三停，上停名胸，在膈上，心肺包络居之。心与包络，从著脊处油膜中，下通肝肾。肺有薄衣，连及胸内，前面之膜，为肺通中下焦之路，肺系上连包络，后著脊，前连胸膈。肝体即在膈下。胃附肺系，透下膈，横曲如袋。胃下为小肠，为大肠，为肝胆，是为中停。皆生连油膜之上，即中焦也。脐以下为下停，有膀胱，有胞宫，有直肠，皆生连油膜上，即下焦也。后世不知焦从膲，因不知通身之膜，皆是三膲。故读经文者，少识精义。西医曰，腹内统膜，一丽腹里，一包脏腑，一成筋以束脏腑。肝、胃、脾、小肠、大肠、横回、直肠上截、子宫蛋核，被此遮过。专包一脏曰包膜，兼包两脏曰连膜，折叠成筋以束肝腑曰筋膜。西医言膜如此其详，证以三焦之说，而精义始出。

腹分九部。上一横，当第九两肋骨。下一横，当两胯骨上廉。两直皆由胦筋中处起，直上至离乳头少许止。上曰上部，中曰脐部，下曰下部。上左右曰胁下部，中左右曰腰部，下左右曰胯部，上部，藏胃中并幽门、肝左叶、后叶、四合回管、肝脉、肝回管、胆管、腹短总脉、甜核总脉、总回管、总吸管、胁总回管。脐部，藏大肠横回、脂囊小肠、包膜小肠、上中下回。下部，藏小肠、膀胱、子宫（孕时方有）。右胁下部，藏肝右叶、胆囊、小肠上回、大肠上回、右肾上半、右肾上核。左胁下部，藏胃大端、脾甜核端、大肠下回、左肾上半、左肾上核。右腰部，藏大肠上回、右肾下半、小肠。左腰部，藏大肠下回、左肾下半、小肠。右胯部，藏大肠头、阑门、肾溺管、卵子脉回管。左胯部，藏大肠弯回、肾溺管、卵子脉回管。

腹九部图

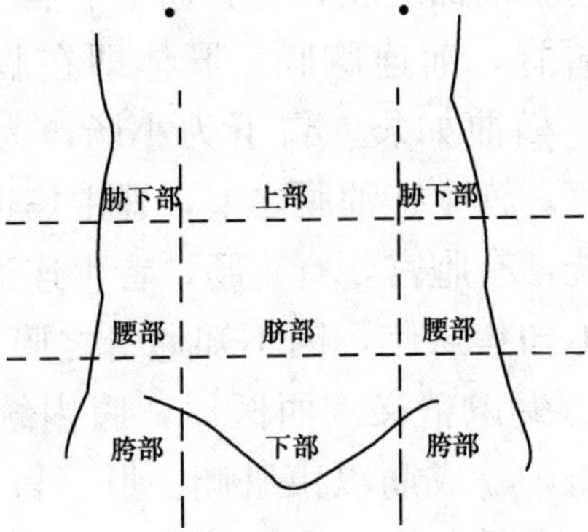

第五章 检诊纲要

一检口腔，二检温度，三检阴器，四检便路（即肛门），此时检查，慎毋粗卤。

［参］检，查验也。如检查、检察，即留意稽察之谓也。当检察儿病之际，务须将小儿位置稳妥，或抱或卧，俱可听便，且勿令其啼泣，以啼泣则有碍检查也。若儿年甫两三岁者，检查时，嘱旁人捉其两手，且捧住头颅，如此对窗坐下，方能检视。若在夜间，则用反射镜为宜。然医者必须五官并用，先检视小儿之体格、体质、容貌、肤色、眼球之若何、发疹之有无、呼吸次数之多少、肢节之运动及位置。次听其咳嗽与声音之奚若。又次查问其曾出天花与否，曾患脓漏眼与否，脐带剪断时，曾有意外之疾患与否。又次闻其口气之臭味若何，此皆必不可少之检法也。

第二十二节 检口腔要诀

指探其口，儿不发声，从容咂指，多属轻症；如不咂指，即发啼声，或哭无泪，多属重症。若儿气急，痰涎塞口，或作鸦声，状若鱼口，或人中黑，黑色绕口，似此危症，皆属死候。重捺其唇，儿自张口，得以检视，察其咽喉，上腭起粒，状类乳头，脐风将发。锁肚噤口，喉关起白，白屑满口，吮乳不得，是谓鹅口。

［参］口腔咽头之检查，为小儿诊断中必不可少者。初生儿之口内黏膜，多充血，呈暗赤色，唾液之分泌殊少，故口腔干燥，舌带白苔。欲令乳儿张口，可以手指触其下唇等部，儿误以为乳头，往往张口，此时宜即以指探入，抵压舌根，而速检视各部。若儿因检查而啼泣，转得以视察口内，检查齿牙，亦为诊断病症之一助。如营养不良之小儿，其生齿多迟徐。遗传霉毒之小儿，其齿别有殊特之形，所谓忽珍巽氏（ホッチンソン）齿也。具此齿形者，其化骨恒不全，故齿色或褐，或暗黄，细狭短小，厥状似栓，齿缘多不平直，两隅间有巨大之洼凹，其内端更生一二小洼凹。又检查小儿口中之舌苔，亦为最要之见症。如舌肿至舌边仅留齿痕者，诸种口内炎皆属之。其尤肿胀肥大者，急性舌实质炎。其他肿疡，或舌内静脉血淤滞所起之重症也。舌缩小者，为肠窒扶斯，其他重症，急性热性病。且其舌常干燥，舌常震动者，为重症热性病，此肠窒扶斯及精神有异常之症也。舌色苍白者，为贫血之症。赤色者，为急性热性病。赤中带黑如覆盆子状者，概为猩红热也。有舌苔者，未必为病人，大人之健全者，若饮酒吸烟过多，则亦有舌苔，若真为疾病者，消化不良时所起之舌苔也。蒋仲芳曰：小儿二三岁，身热惊悸，易医六七，俱无寸效，一日忽作鸦声，少顷，其音已哑，鱼口开张。予视之，欲哭状，惟眉头稍皱，终无音出，心甚怜之，细思其策，因以指探其口中，唇干舌燥。予曰：心热欲言而不能果有之乎。即以黄连、黄芩、石膏、麦

冬、山栀、玄参、花粉、知母、甘草、薄荷、灯芯、竹叶等，一大剂，煎成浓膏，频频与之，一昼夜而鸦声复出，又一日而音始痊而愈。自此之后，此法治人无算。大便三四日不行者，加玄明粉二三钱，尤验。惊悸者，加金器同煎。嗟乎！人遇哑惊风，俱弃之而不治，孰知唇干舌燥，终属阳症，此法甚验，故记之。连类观之，则检查口腔法之必要也明矣。

第二十三节　检温度要诀

检温之法，或以手按，或用器检，俱可听便。温度高者，多属实热，温度低者，多属虚热。温度极高，固属险极；温度极低，尤为急逆。

［参］小儿并不啼泣，而颜貌不快者，必检察其发热与否。其法以手掌按小儿之额，或胸腹，或手足等处，试其体热如何。然大人之手，若时而极冷，时而过暖，则往往遗误，惟口唇之感觉，比手锐敏，与手互相比较，可以不生误谬，故可谓小儿之天然检温器。但人之感觉，亦因练习而发达，不经验之人，虽用此器，犹未必可谓确实也。然则如之何而可？曰：手掌与口唇，均仅知其概要耳，欲精密检查者，固必用真检温器者也。其法与大人同，亦插于腋窝内。但小儿之天性，或欲取之，或恶厌之，或有时时啼泣，不便诊察者，宜从背后插入该器，为亲者，以手防其脱出，给以玩具，或抱之使睡，勿使惊动为要。但检查小儿之体温，以手掌贴于前额胸腹四肢等部分，试其肌热为最简便。如须用

检温器，则亦在腋窝为最普通。但勿令目睹，宜自背部暗地插入，且须用手维持，防其脱落。在未满一岁之小儿，则在直肠内检测亦可。小儿体虽易冷（例如儿患肺炎其经过多无热），然因他故而热度升腾，常有至摄氏四十度以上者。惟儿发高热，非必定属险症。如因小儿霍乱，血行障碍而假死、虚脱等而体温下降过甚者，乃险症也。凡普通小儿之体热，在摄氏三十六度七分与三十七度四分间，若检温器示摄氏四十度，则宜延医服药。升至摄氏四十四五度，下至摄氏三十三度五分，则将永辞人世矣。为亲者，宜记之勿忘。若医者来检察时，亦以其睡眠中为最佳，若任小儿啼泣，而无理以手插入者，亦不可谓小儿科专门医也。抑插检温器之时间，约十分，欲迅速测之者，可涂油于检温器，而以其尖入诸肛门内，约五六分时，然须知其温度比腋窝中高半度也。

第二十四节　检阴器要诀

婴孩阴器，男则外凸，女则内凹，检验不忒。肝火下逼，形肿色赤。光亮如吹，水气内结。心火下移，外肾肿赤，玉门胀大，一检便悉。

［参］《内经》谓厥阴脉循阴器而络于肝，阴器者，男女之生殖器也。临症所能检视者，在男孩为阴茎，其根起自膀胱之尖端，附丽于耻骨之前侧，全体皆属海绵质，中有水道，尿液由此排泄焉。其次阴囊，所以容睾丸者。由皱襞体二部合成，中有膜以隔之，内分为左右

二部，左部略较右部下垂。在女婴为阴唇，阴唇者，在女子之外阴部，有大阴唇、小阴唇之别。大阴唇为生殖器外口之两侧，小阴唇在大阴唇之内侧。故医者检视阴茎阴囊阴唇者，可以知诸种病症之若何也。

第二十五节　检便路要诀

直肠下口，名曰魄门，大便之路，通称肛门。湿热下逼，肛痒异常。气虚下陷，肛脱而长。湿火成毒，虫生蚀肛。蚀肛透内，婴孩必伤。

［参］隋·巢元方曰：肺与大肠为表里，肛者，大肠之门，肺实热则闭结不通，肺虚寒则肠头出露。有因痢久，里急后重，努力肛开，为外风所吹；或伏暑作泻，肠滑不禁；或禀气怯弱，易于感冷，亦致大肠虚脱。陈藏器曰：小儿肛痒，或嗜甘肥，大肠湿热壅滞；或湿毒生虫而蚀肛门。若因病不食，虫无所养而食脏食肛者，其齿龈无色，舌上尽白，四肢倦怠。其上唇内有疮，吐血如粟，心中懊侬，此虫在上食脏。若下唇有疮，此虫在下食肛。若食肛透内者，不治。要诀但据其简单者而言，他如用显微镜检查粪便，因以知寄生虫之有无；以分析法检验小便，因以知蛋白质之多少，又皆必不可少者也。

第六章 切脉纲要

三岁以上，血脉循环（可诊来去至止之脉状），诊以一指，约为三关（小儿臂短，难以布其三指，以分三关也，只可以一指诊之）。六七为平，八九为数。数为风热，瘛疭应作。浮洪胃热，弦劲肝风，沉紧腹痛，迟弱虚中。人迎紧盛，伤寒之候；气口紧盛，伤食之咎。二至三至，九至十余，太过不及，险逆可虞。五岁以外，密下三指。十三岁后，少壮一致。

［参］《小儿卫生总微论》曰：凡儿禀受脏腑气血，荣卫形体，虽有生皆全。然于未语之前，变蒸之际，则气血未充，肤革未固，筋骨未坚，脉状未成，若有病也，难为诊切，又难访问，是以先贤言婴小之病难治者，以无承据也，故立其观视形色之法焉。儿自生积五百七十六日，大小变蒸数毕，则气血荣，精神异，筋骨壮，脉理全，然后方可诊切，又能言问也。或谓小儿之脉，与壮老不同者，是不达诊治之大体也。虽然，多证识脉，非实地练习，临症时心心相传授者，不能了解其脉理。今试略述小儿之切脉法。生后未满一月之健康小儿，其脉一分时间，百二十乃至百四十搏。由是次第减少，二岁时约百搏；三岁至十岁间，约九十搏；十五岁以上，乃与成人无异，平均为七十三四搏。检小儿之脉，宜在睡眠中。盖小儿受纤微之刺激，即如哺乳啼泣

等，即增加脉数故也。夫脉之为物，概因热度之高低，而增减其搏数，普通热上升一度，脉约加增十搏（大人增八搏）。然若热甚高，而脉数仍少且缓，则其症为非常重大，详审因证以辨明之，恐其并发脑膜炎故也。反之，无热而脉搏突突加进者，恐为心脏瓣膜病，亦不可不注意之。又若本为高热，而其后渐渐下降，甚至降至普通以下，脉搏多而细小，则可爱之小儿，当为心脏衰弱，或心脏麻痹而死矣。

小儿之脉，宜定至息，二至为殃，三至亦卒，五卒为虚，四至损怯，六至平和，九十至剧。浮缓伤风，浮洪风热，浮紧伤寒，沉细乳积，沉紧腹痛，弦紧喘急，紧促痘疹，急惊弦疾，虚软慢脾，疟痢弦急，弦细为虫，便秘数实。

［参］《内经》谓壅遏营气，令无所避，是谓脉。脉，血管也，由心房跳动，分布周身，使血之流行循环不穷者。发血者曰动脉，回血者曰静脉。中医切脉，名曰脉息。西医诊脉，名曰脉搏。凡人体中由心脏而来之血液，成为波流，因动脉管之弹力，使脉跳动也。惟小儿之脉，非比大人之烦琐，但察其强弱缓急，即可中綮。盖强弱可以察虚实，缓急可以见邪正，四者既明，无论何证，随病合脉，皆可适当。试述其要如下：①审形象。小儿一岁后，可用一指转侧，辨其三部脉之弦缓浮沉。一息六七至者为平和，八九至为发热，五至为内寒。弦为风痫，沉缓为伤食，促急为虚惊，弦急为气不和，沉细为冷，浮为风。大小不匀为恶候，为惹祟。浮大数为热，伏为积聚，单细为疳痨。腹痛多喘呕而脉洪

者，为有虫。沉而迟，潮热者，为胃寒。②辨逆顺。（甲）惊搐之脉，浮数为顺，沉细为逆。（乙）夜啼之脉，微小为顺，洪大为逆。（丙）心腹痛之脉，沉细为顺，浮大为逆。（丁）伤寒之脉，洪弦为顺，沉细为逆；浮大为顺，微伏为逆。（戊）汗后之脉，沉细为顺，洪紧为逆。（己）温病之脉，洪大为顺，沉细为逆。（庚）咳嗽之脉，浮滑为顺，沉细为逆。（辛）霍乱之脉，浮洪为顺，迟微为逆。（壬）吐哯之脉，浮大为顺，沉细为逆。（癸）泄泻之脉，缓小为顺，浮大为逆。（子）下利之脉，沉细为顺，浮大为逆。（丑）诸渴之脉，洪细为顺，微细为逆。（寅）诸肿之脉，浮大为顺，沉细为逆。（卯）腹胀之脉，浮大为顺，虚小为逆。（辰）痰喘之脉，滑大为顺，沉细为逆。（巳）寒热之脉，紧数为顺，沉细为逆。（午）痟痨之脉，紧数为顺，沉细为逆。（未）虫痛之脉，紧滑为顺，浮大为逆。（申）失血之脉，沉细为顺，浮数为逆。（酉）中恶腹胀之脉，紧细为顺，浮大为逆。（戌）黄疸之脉，浮大为顺，沉细为逆。（亥）丹毒之脉，浮洪为顺，沉细为逆。

第二十六节　切头颈脉要诀

两额两颈，以及耳前，三部动脉，按切为先。浮动而强，外感邪气；沉动而弱，内伤正气。邪盛则实，正夺则虚，既明虚实，遑问其余。

［参］凡全体搏动之处，皆可切脉。要诀先述在上三部者，法遵《内经》。经谓上部天，两额之动脉，天

以候头角之气；上部地，两颈之动脉，地以候口齿之气；上部人，耳前之动脉，人以候耳目之气。三部者，各有天，各有地，各有人。三而成天，三而成地，三而成人，三而三之，合则为九。张景岳《类经》注云：额旁动脉，当颔厌之分，足少阳脉气所行也。两颈动脉，即地仓大迎之分，足阳明脉气所行也。耳前动脉，即和髎之分，手少阳脉气所行也。故两额动脉以候头角，两颈动脉以候口角，耳前动脉以候耳目。上部中部下部，各有天地人，是为三部九候，按：此为全体上部脉之三部九候也。要诀首先切头颈脉者，盖因小儿之气，上盛于头，凡有外感，其症每先发现于头部也。曾祖秀山公《读医随笔》云：两颈动脉，即人迎脉，经文误作两颊，恐系传讹，颊改作颈为适当。故家严新增要诀，两颊遂改为两颈。

第二十七节　切手臂脉要诀

初以中指，定关为则，次以两指，按寸与尺。寸部法天，主头脑分，关部法人，主胸腹分；尺部法地，主腰足分。凡此每部，有浮中沉，三三九候，别阳与阴。浮以候腑，沉以候脏，中候胃气，切记毋忘。人长脉长，人短脉短；性急脉急，性缓脉缓。男子尺弱，女子尺盛，此皆为常，反之者病。每指之下，轻重消息，无徒孟浪，务求真得。复以三指，齐按消除，候其来往，接续何如。脉为血府，息属气机，脉不自动，气实使之。故曰脉者，气血之先，虚实寒热，脉随应焉。凡医诊脉，平心定气，气息平调，后乃下指。浮沉迟数，细大短长，大纲既得，逐部推详。

［参］切手臂脉者，即《内经》所谓中部天，天以候肺，手太阴也。张氏《类经》注云：掌后寸口动脉，经渠之次，肺经脉气所行也。然脉之为道，最为微妙，往往心中已了，指下难明。前清张心在先生著《持脉大法》，取八脉为纲，皆以显然可见者为据。一曰浮，浮者，轻手著于皮肤之上而即见，为表病也。一曰沉，沉者，重手按于肌肉之下而始见，为里病也。浮沉二脉，以手之轻重得之，此其显而易见也。一曰迟，迟者，一息脉来二三至或一息一至，为寒病也。一曰数，数者，一息脉来五六至或一息七八至，为热病也。迟数二脉，以息之至数辨之，又显而易见也。一曰细，细者，脉状细小如线，主诸虚之病也。一曰大，大者，脉状粗大如指，主诸实之病也。细大二脉，以形象之阔窄分之，又为显而易见也。一曰短，短者，脉来短缩，上不及于寸，下不及于尺，为素禀之衰也。一曰长，长者，脉来迢长，上至鱼际，下至尺泽，为素禀之盛也。长短二脉，以部位之过与不及验之，又为显而易见也。又有互见之辨，浮而数为表热，浮而迟为表寒；沉而数为里热，沉而迟为里寒。又于表里寒热四者之中，审其为细，则属于虚；审其为大，则属于实。又须于表里寒热虚实六者之中，审其为短，知为素禀之衰，疗病须兼培其基址；审其为长，知为素禀之盛，攻邪必务绝其根株，此凭脉治病之秘法也。

掌后高骨为关，关前为寸，关后为尺。凡诊脉视掌后高骨下指，先关后寸尺。人短则指密排，人长则指疏排，为一定之法。

左寸关尺图

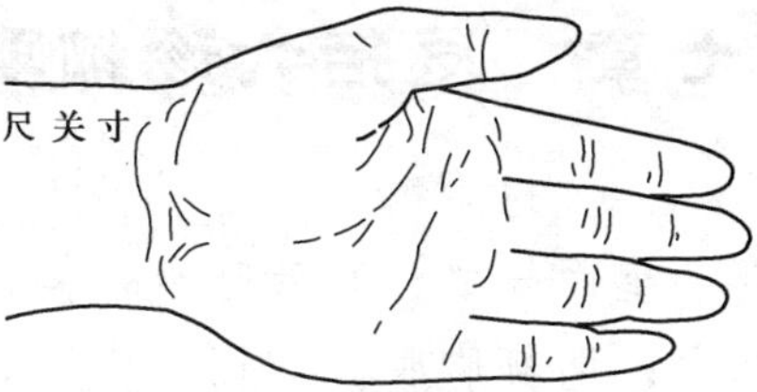

左寸表小肠里心，主上焦；
左关表胆里肝，主中焦；
左尺表膀胱里肾，主下焦。

右寸关尺图

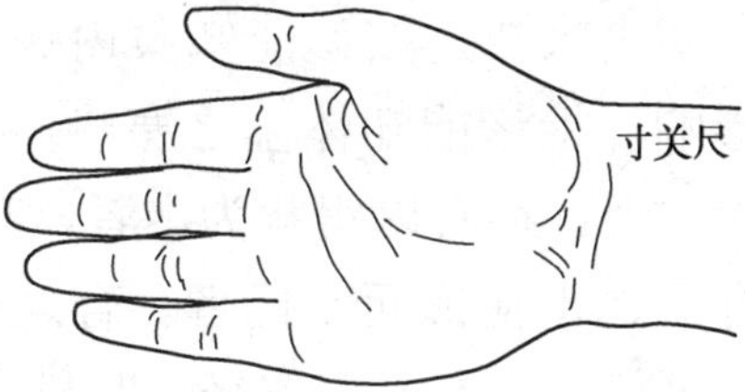

右寸表大肠里肺，主上焦；
右关表胃里脾，主中焦；
右尺表心包里命门，主下焦。

第七章　总括六诊纲要

形色苗窍，望而知之；声音呼吸，闻而知之；病源症候，问而知之；囟额胸腹，按而知之；口腔温度，检而知之；脉搏状态，切而知之。临症断病，六诊兼施。

［参］前清王孟英曰：急症险症，疑难杂症，往往脉候难凭，必须细查病源，详审舌苔，按其胸腹，验其二便，汇参默察，则寒热虚实之真假，庶可得其真谛也。虽然，脉诊能知病势血气运行之变态，与夫病之所在，及全身受病之大要。按诊能知腹内病根聚积之所，察知他处之影响。检诊能知体温之寒热，气血之虚实。病有以脉变为主者，症有以腹状为本者，有验之于按诊而益明者，有征之于检诊而益确者，合之望闻问三诊，为六诊法。不可偏重，亦不可偏轻。儿科专家，能于此六种诊断学，精而求之，神而明之，临症治病，六诊兼施，则于儿科诊断术，无间然矣。

第八章 辨证纲要

第二十八节 辨外感内伤要诀

病起外因，统名外感；病起内因，通称内伤。属外感者，有寒有热；属内伤者，有虚有实。寒热之候，伤风最多；虚实之候，乳食最多。

［参］清儿科大家叶香岩曰：婴儿肌肉柔脆，不耐风寒，脏腑气弱，乳汁难化，内外二因之病自多，然有非风寒竟致外感者，四时之伏气也。不停滞已属内伤者，遗传之胎病也。前清儿科名家蒋仲芳曰：近世庸工治病，皆不先辨其外感内伤之因，予不揣愚陋，先将二因说明于后，使学者一目了然。①凡见婴儿，身偎母怀，发热惊啼，头疼鼻塞，咳嗽声重者，皆属外感。怕风自汗者伤风，恶寒无汗者伤寒。夏令吐泻口渴，面垢齿燥者伤暑。身重神倦，便泄溺涩者伤湿。秋深发热咳嗽，痰粘声哑者伤燥。面赤唇焦，口燥舌干者，伤伏火之温热。②凡见小儿，嗳气呕酸，恶心恶食，发寒发热，乍吐乍泻，手心胸腹皆热，下泄臭屁，嗞煎不安者，皆属内伤乳食。以上二因为最多，故先提其要而述之。

第二十九节　辨寒热虚实要诀

一面晄白，二眼珠青，三肚虚胀，四睡露睛，五足胫冷，六粪青白，寒症有七，吐泻无热，宜温宜补，切忌清泄。一面腮红，二眼白赤，三渴不止，四上气急，五大便秘，六溺黄色，热症有七，手足心热，忌温忌补，最宜清泄。皮寒气少，饮食不入，泄利前后，脉细欲绝，此为五虚，皆宜补益。皮热腹胀，神气闷瞀，前后不通，脉盛而数，此为五实，皆宜攻夺。

[参] 蒋仲芳曰：外感内伤既明，尤必辨其寒热虚实。①凡见婴儿，面白唇青，手足冷，口气冷；或泄利清白，无热不渴，腹痛悠悠无增减；或恶心呕吐，喜就暖处，脉来沉迟无力者，俱属寒症。②凡见婴儿，发热，手足心热，面红唇干，舌燥口渴，口上生疮，口中热臭，大便秘，小便赤黄；或痢下黄赤，肛门焦痛，喜饮冷水，腹中热痛，喜就冷处，脉来洪数者，皆属热症。③凡见婴儿，面晄白无神，懒言气短，不欲乳食，腹膨不痛，二便如常，神倦喜卧，眼喜闭，睡露睛，手足无力；及久吐胃虚，久泻脱肛脾虚，自汗表虚，自利里虚，脉来微细无力；与夫行迟，发迟齿迟，解颅，鹤膝，多由肾气未充，元阴不足者，俱属虚症。④凡见婴儿，发热无汗者表实，腹热便秘者里实，心胸饱闷，腹中膨胀，恶心嗳气，吐出酸水，手足有力，腹痛手不可按，两脉洪实有力者，俱属实症。以上诸症，每病不必悉具，凡见二三，便作主张治之。若三症四症兼见者，

须照本条斟酌尽善，自能中病也。

第三十节　辨表里外内要诀

寒热虚实，病机之纲；表里外内，病位之常。凡儿百病，各有特征，头项背腰，可察表证；面目九窍，可察里证；血脉睛舌，可察内证。辨明变化，以定标准。

［参］《周礼》曰：两之以九脏之动，参之以九窍之变。此即临证辨病位之标准也。上编诊断总括，已一一明辨之。惟病位之表里内外，东医和田氏，颇有发明，试节述其言曰：中医分病之所在，有表里内外之别，皮肤为表，气管肺胃肠为里。合表里谓之外，血肉骨髓谓之内。盖人体之形状，不过上有口，下有肛门之一空洞，左右两侧，连以手足者。洞之外面曰表，内面曰里，实质曰内，表里不与外界相通，名之曰外，故如皮肤气管肺胃肠等为外位。实质不与外界相通，名之曰内，故如血肉骨髓等为内位。然身体上之各器官，非独立无关系者，皮肤与胃肠互相表里（排泄作用），肺与气管互相表里（呼吸作用），肺与皮肤肾脏互相表里（排水作用），肝胆膵与胃肠互相表里（消化作用），口与肝门互相表里（出纳作用），乳房与子宫互相表里（育儿作用）。诸器又各有表里之别也，故皮肤之排泄有障碍者，胃肠起呕吐下痢。皮肤之呼吸有障碍者，肺气管起咳嗽咯痰。皮肤妨碍蒸发者，肾脏利尿加多。鼻孔肿塞者，肺气管喘息咳嗽。十二指肠输胆管发加答儿□者，成黄疸病。便秘过度者，呕吐。子宫郁血者，乳房

结肿。其妙用盖笔舌不能尽也。然病毒之进行，始必侵及表位，继则侵入里位，攻及表里犹未治，则更陷入内位。迨病毒满于内外，即为九死一生之症。故医者之治病，必明病毒之所在处，尽力以攻表。表不治，则攻里。若表里均不治，不能禁其不内陷，则一发千钧，甚为危殆。夫病毒由表而里而内，身体之自然疗能，常欲驱病毒于最易外逸之表位，若不能，则为险恶症状。不得其遁走之途，迫而为内陷症状，故内陷症，即血中饱受病毒（トキシン）所起之剧烈障碍状态。故若有杀灭病原菌之确效方法，兼用他方消散霉菌之毒素，或强盛细胞之抗毒力，则为万全而无一失。而杀菌必知霉菌之所在，消散毒素及强盛抗毒力，必知病位之关系。中西医所有杀菌方法，不过数种，其余皆在消散毒素，强盛抗毒力。故中医之病位说，不可不三致意也。

第三十一节　辨机变形势要诀

先述病机，约二十条，诸风掉眩，皆属于肝；诸寒收引，皆属于肾；诸湿肿满，皆属于脾；诸气膹郁，皆属于肺（喻嘉言曰：此指燥病而言）；诸痛痒疮，皆属于心。（此风寒湿燥火五条分属五脏主证）诸痿喘呕，皆属于上（谓上焦心肺之燥病）；诸厥固泄，皆属于下（谓下焦肝肾之寒病）。诸暴强直，皆属于风（足厥阴肝经风证）。水液清冷，皆属于寒（足少阴肾经寒证）。诸病有声，鼓之如鼓，皆属于热（手太阴肺经热证）；诸转反戾，水液浑浊，皆属于热（手太阳小肠经热证）；

诸呕吐酸，暴注下迫，皆属于热（足少阳胆经热证）；诸胀腹大，皆属于热（足太阴脾经热证）。诸痉项强，皆属于湿（足太阳膀胱经湿证）。诸涩枯涸，干劲皴揭，皆属于燥（刘河间《原病式》增补）（肺胃肠三经燥证）。诸病胕肿，疼酸惊骇，皆属于火（手阳明大肠经火证）；诸禁鼓栗，如丧神守，皆属于火（手少阴心经火证）；诸逆冲上，皆属于火（手厥阴心胞络经火证）；诸热瞀瘛，皆属于火（手少阳三焦经火证）；诸躁狂越，皆属于火（足阳明胃经火证）。

［参］观《内经》病机十九条，前五条，各属五脏之病；次二条，兼赅上下之病；后十二条，分隶十二经证。其中除五脏上下外，其间属火者五，属热者四，此外惟风寒湿三气而已。独缺皆属于燥一条，故刘氏《原病式》增补之，谓在外则皮肤皴揭，在上则咽鼻生干，在中则水液衰少而烦渴，在下则肠胃枯涸津不润而便难，在手足则痿弱无力，在脉则细涩而微，此皆血液为火热所伤，其言如此。其实《生气通天论》谓：秋伤于燥，上逆而咳，发为痿厥。燥病之要，可一言而终。张戴人云：休治风兮休治燥，治得火时风燥了。斯治燥之要，亦一言而终也。由是观之，四时六淫病之多属于热证火证者，证之经旨而益明矣。况在生气极旺、蓬蓬勃勃、体属纯阳之小儿乎！前清叶天士云：六气之邪，皆从火化。饮食停留，郁蒸变热，惊恐内迫，五志动极皆阳，故襁褓小儿，所患热病为最多。真儿科大家博历知病之言。

次言病变，推原其因，迁延时日，杂药误投，变态百出。如有所夹，更多变症。或挟伏气，或夹内伤。别病累痒，传变无常。

［参］变症者，于本症外忽生别症也。临症实验以来，除病家失治，医家误治者外，惟因伏邪为最多。前清张路玉云：邪热不尽，伏留脏腑经脉之间，致变他病不一。如邪火伏于脾，则变中满不食，伏于胃，移热于肠，则变休息痢。伏于心，移热于小肠，则变淋血溺痛，痛甚则小便不通，多不可治。伏于肝，则变囊痈阴肿，伏于肺，则变肺痈吐腥。伏于肾，则变羸瘦怯弱。伏于脾肾之间，则变瘫卧不起，久而成痿。伏于肝脾之分，邪正交攻，则变痎疟。至若太阳少阳失汗，则毒结腮颊之间，变为发颐。阳明少阳失下，则邪结于脏腑之内，变成痈肿。旨哉言乎！故治病之道有二：一曰逐机，二曰持长。逐机为见主症变化，随机应变之谓。持长为主症未变化前，常用一方以断病根之谓。汉医大家东洞翁，谓医生无定见者，常从患者之言及病变，而加减药方；有定见者，不从患者之言，虽发变症，而知其为药剂之反应，非定症有变化，决不妄易原方。

又次病形，经称病能，古名外候，今名症状。举其大端，既往症状，现在症状。现症之中，约计有五，自觉症状，他觉症状，直达症状，介达症状，指定症状。究其缘由，详其情状，辨其异同，审其变状。

［参］徐洄溪曰：凡病之总者谓之病，而一病必有数症，如太阳伤风，是病也，其恶风身热，自汗头痛，是症也，合之而成其为太阳病，此乃太阳病之本症也。若太阳病，而又兼泄泻不寐，心烦痞闷，则又为太阳病

之兼症矣。如疟病也，往来寒热，呕吐畏风，口苦，是症也，合之而成为疟，此乃疟之本症也。若疟而兼头痛胀满，咳逆便闭，则又为疟疾之兼症矣。若疟而又下痢数十行，则又不得谓之兼症，谓之兼病。盖疟为一病，痢又为一病，而二病又各有本症，各有兼症，不可胜举。以此类推，则病之与症，其分并何啻千万，不可不求其端而分其绪也。且有病同症异者，有症同病异者，有症与病相因者，有症与病不相因者。盖合之则曰病，分之则曰症，后之医者，病之总名亦不能知，安能于一病之中，辨明众症之渊源。即使病者身受其苦，备细言之，而彼实茫然，不知古人以何药为治，仍以泛常不切应命，并有用相反之药，以益其疾者，此病者之所以无门可告也。江苏周威曰：症状者，生活现象之异常变化也。别为自觉症状及他觉症状二种，自觉症状，为病人自己所知觉者，例如头痛眩晕、疲劳饥渴等。然其感觉之轻重，因人而异。精神病及初生儿等，则大都不能有自觉症。所谓他觉症状者，指由医师所检知者而言，如脉搏、呼吸、尿粪、血液、体柔等性质状态之变化是也。又有直达症状与介达症状之别，从罹病脏器直接发现之症状，曰直达症状。例如肺病之呼吸困难，心脏病之全身郁血，肾脏病之尿量减少、蛋白尿。介达云者，自罹病脏器间接发现之症状。例如肾脏病之全身水肿，肺病之全身郁血等是也。其他更有所谓指定症状者，即确实表示疾病性质之症状，例如 Kpoup 性肺炎之锈色痰，Aaaisoni 氏病之皮肤黄铜色，肾脏炎之蛋白尿圆柱等是也。

又次病势，约分六种，阴阳虚实，表里内外，主客本末，顺逆轻重，此六病端，有一不同，处方选药，切弗侊侗。

[参] 日本汉医学家和田氏曰：病有形有势，势现于先而常变，形备于后而不变。势者末也，影也。形者本也，体也。例如肠窒扶斯有肠窒扶斯之定型，赤痢有赤痢之定型，是谓之形。病初起时隐隐，其盛也烈烈，其衰也微微，是谓之势。治病者，当依形以断病症，依势以决治法，故为医者，须先知病之形势。今也西医之论病形，即已不遗余力。而病势则不然。中医由症候配合多味之药，其论病形，虽不及西医周到，而论病势则过之。余闻观今治疗医学，所谓有特效者，仅不过数种病名而已，其他多数之疾病，仍不能不用对症疗法治之，而欲行对症疗法，非潜心考察病势不可。故病形取法于西洋，病势取法于中邦，则庶几得治术之大本矣。

第三十二节　辨儿病险症要诀

小儿险症，虽若可畏，太溪脉动，眼有神气，囟门如常，面爪不异，此犹可救，处方注意。

[参] 险症者，处于顺症逆症之间者也，其病在可顺可逆之分际，皆可谓之险症。试以胎毒一端，罕譬而喻之，毒气轻者固顺，然必儿之气血不虚，则始为顺也；重者固逆，亦必儿之气血虚，则始为逆也。毒微者顺也，若儿之气血虚弱，虽顺恐化险也；毒甚者逆也，若儿之气血不虚，虽逆能变顺也。此以儿之胎毒重轻，

气血虚实，定病势之顺逆险也。此时若疗法适当，看护周到，虽险症亦可转顺。若疗法不当，看护不周，则其病险者变逆。逆者更逆，其结果必凶多吉少矣。

第三十三节　辨儿病逆症要诀

肢体俱冷，汗珠凝身，爪青面黯，眼直无神，啼声如鸦，鼻燥生尘，囟忽肿陷，喉响痰升，病形至此，皆为逆症，药虽对证，难望求生。

［参］逆症较险症为更急，故逆症即急症。但有虚与实之分，有误治之急症者，多属虚症；有逆治之逆症者，多属实证。试征诸和田氏之言曰：凡病顺行者为常，急逆者为变。失常而疾行者曰急，失常而逆行者曰逆。凡急逆之变，虽有发于诸种疾病初期者，然多为治术不与自然病势相应所起之变症。例如疝痢、五更泻、二阳合病下痢等，起于胃肠运化不足，非起于肠内聚积病毒者，宜乎冷者温之，热者清之，以药剂巩固胃肠，为至当之治法。然若谓不扫除腹内之病毒，则病根不尽，宜投下剂以廓清之，则其痢益急，莫知所止，死于肉脱厥冷困惫之下，此即由误治致急症者也，故名曰急。此时之急症，与虚症相一致。又如赤痢、疫痢、热毒下痢等，起病之初，病原菌所酿成之病毒，充满于肠内，宜先之以通利剂，扫荡腹内之郁毒，而后以调理剂作后疗法，乃为至当之顺序。若不先扫荡病毒，而惟下痢之是恐，先防遏之，则死于腹满热盛苦闷之下，是即由逆治致逆症者也，故名曰逆。此时之逆症，与实症相

一致。要之急与逆虽分虚实，除急性传染病外，皆非普通发病之状态，多因误其治法所生之变症也。古贤所以设此变态，以论病势者，欲医者不误治法，而其既因误治，有此等变态者，速为救变之策耳。明医张安世曰：顺险逆之三症，顺则无庸治，逆则治何益，惟险者在急治，而尚变通，其机不暇少缓，宜急攻则急攻，宜峻补则峻补，不可泥于轻可去实之一法，仍以疲药塞责，耽误婴童生命也。

第三十四节 辨五脏绝症要诀

吐泻变痢，血黑难当（心主血，心绝则血色变黑，虚燥而发渴），瘦难行坐，舌不缩藏（心主舌，绝则不能收），脸如脂赤（痢久则面当无色，今面色反如脂者，心绝则虚阳上发也），不语口疮（心主舌，绝则不能语），心脏绝症，危急异常。

［参］凡小儿病见败象，断其不治，通称绝症。如囟肿或陷，汗出不流，或如珠如油，舒舌出口，舌肿发惊，发直如麻，肤无血色，泻血黑黯，此心绝也，壬癸日死。

眼目时闭，浑似醉人，频频要睡，心烦多嗔（肝主目，绝则不能开，故涩而只要睡；又肝主筋，力绝则如醉人不能举也；又肝主怒，绝则多怒不止也），唇白胞肿，狂啼躁声，肝绝危症，难望回春。

［参］唇口瞤动，啼哭无泪，或不哭泪下，眼深如陷，爪甲青黑，舌卷囊缩，肢搐目斜，手如抱头之状，

此肝绝也，庚辛日死。

面黄虽好，只怕相残，肢厥畏寒，蛔上觅餐（脾主肢体，绝则体弱；又脾绝则肾逆乘之，故发憎寒；脾绝则胃热，故虫不安而上吐出），吮乳无力，盖齿为难（脾主唇，绝则不能收掩其齿，又不能吮乳），眶陷胞瘪（眼眶属脾，绝则倾陷），脾绝难挽。

［参］人中平满，或现黑色，唇缩反张，焦枯燥裂，或见紫黑，或不盖齿，舌缩或卷，鼻孔开张，冷涎如油，撮口如囊，面如土色，四肢逆冷，吮乳不受，咽物喉鸣，泻粪赤黑，小便溺血，此脾绝也，甲乙日死。

肺候色白，怕见绝形，鼻青孔黑，腹胀胞倾（肺主鼻，绝则肝逆乘之而色青；又肺绝则无涕，故孔黑燥也；肺主眼胞，绝则陷之），项直气急，胸突声瘖（肺主气，绝则喘急项直以引气也；气绝则胸中满凸，但有出气而无回气也），肺脏绝症，断难望生。

［参］目直青鲜，气喘不续，食物噎嗽，痰涎塞口，喉中鸣响，鼻塞不通，鼻干黑燥，肺胀胃膈，头汗肢冷，此肺绝也，丙丁日死。

冷汗时出，尿多夜惊（肾绝则阴阳相离，故冷汗出而小便不禁；精者神之舍，绝则精神离，故夜里多惊，肾属阴，夜亦属阴故也），遍身生疥，肢冷如冰（阳尽不能充暖故也），项倒头倾，面黑无神（肾绝则天柱骨倒，面目皆黑无精神），肾脏绝症，必殒其身。

［参］面黑神昏，眼黑胞肿，目无光彩，耳轮青黄，焦枯瘠瘦，牙齿脱落，发疏黄燥，皮肤枯黑，惊风咬乳，戛齿下气，黑色绕口，此肾绝也，戊己日死。

以上小儿五种绝症，家严从前哲乔岳五脏绝症歌，斟酌其间，编为要诀以增订之。

第三十五节　辨婴童死症要诀

眼上赤脉，下贯瞳人，囟门肿起，兼及作坑，鼻干黑燥，肚大青筋，目多直视，都不转睛，指甲黑色，忽作鸦鸣，虚舌出口，啮齿咬人，鱼口气急，啼不作声，蛔虫既出，必是死形，用药速急，十无一生。

［参］此晋太医令王叔和“小儿死证歌”，近时儿科诸书，均未载述，家严从《小儿总微论》中采补以新增之。他如通真子《小儿死候歌》曰：囟陷唇干目直视，口中冷气卧如痴，身形强直手足软，掌冷头低尽莫医。总之为小儿医者，先将辨症纲要第八章，一一记诵而熟练之，临症时，庶不为小儿病所欺矣。

06检